生活文化史選書

今に活きる

大正健康法〈物療篇〉

熊木敏郎 著

まえがき

大正時代は十五年という短い期間であったが、私の両親がちょうど人生の働き盛りでがんばっていた時期であったと思われる。既に故人となっているが大正の後半に生まれた姉達が三人もいた。

この頃に流行した童謡、唱歌、歌謡曲などのメロディは、何時聞いても深い感動を呼び起こす。また、竹下夢二の絵やショートカットヘアにお帽子のモダン女性写真を観ても何故か懐かしく感じる。デジャビュかもしれないが自分が通り過ぎてきた時代のような感覚がしてならない。

親たちが活動していた大正の初期は、平成二十七年の現在からみて百年ほど前に当たる。

その時期に、何故か健康法や食養法および断食法などの本が集中して出版されている。これは単なる偶然であろうかまたは何等かの理由があったのであろうか。

大正初期（大正三年）の第一次世界大戦への参戦と「好景気」、その後終戦による中期（大正七年）の「戦後恐慌」、そして後期（大正十二年）には「関東大震災」があって、浮き沈みの大きいなかなか緊張した時期であったようだ。各種健康書の出版には、そうした出来事の影響があったのかもしれない。

この疑問はしばらく置いておくとして、このたび大正の時代に遡って民間健康法を勉強する切っ掛けとなったのは、平成の大きな出来事の一つとなる東北を襲った「東日本大震災」であった。

この震災によって福島原子力発電所の事故が発生し、その結果地域の放射能汚染が起こった。現在も汚染物質の除去やメルトダウンした核燃料の処理が懸命に行われている。

長年にわたり温泉療養の末端に関与してきているものとして、今回の大震災が日本のラジウム・エマナチオンを発生する温泉の利用にどのように影響するのかという関心が起こってきた。そして、日本における放射能泉の問題をあらためて考えてみたいと思った次第である。

ところで、汚染地域の多い福島県の福島市北部摺上川に沿ったところには飯坂温泉がある。ここはラジウム放射線が日本の温泉で最初に検出されたところでもあるが、当時の放射線測定量では、ごく微量な数値なので、いままで身体的に全く問題はないとされてきている。

さてそこで、取敢えず温泉水からラジウム検出までの経緯、近代温泉療養が進展してきた過程などについて文献を調べてみることにした。

文献を調べるに従って時代は明治に遡り、且つ多彩な人物が登場することになった。

その資料内容も次第に大正の強健法・民間療法・食養法などと広がってゆき、結果的には本書として纏めるまでの分量となったわけである。

さて、日本の民間療養は、古代から受け継がれてきた貴重な遺産であるが、明治の近代医学導入があって以来徐々に衰退してきた。

明治という土壌に蒔かれた近代医学の種は、大正の時代には既に発芽し茎が成長し葉も付いていた。しかし、日本の民間療養という固有の遺産は葉陰の雑草のように刈り取られていったものと考えられる。それから昭和を経て平成の現在まで、多くの先人達の努力によって近代医学の草木は成長し花が咲き実を付けていった。そして、われわれが現在享受している先進医学となり、ＥＳ細胞を使った再生医療や寿命の延伸医学などに発展してきている。

そこでこのたび、明治に種を蒔いた人々の中から、大正期の健康法に大きな貢献をした人物として、エルウィン・ベルツ、村井弦斎、築田多吉の三人を私に選んでみた。

エルウィン・ベルツは、明治初期から二十五年間にわたり東京帝国大学医学部教授を務めたいわゆるお雇い外国人の一人である。門下からは多くの優秀な医学者が育成されて活躍し、その後の日本に近代医学を発展普及せしめた功績は大きい。特に物理療法および温泉療養の進展には大きく貢献している。

村井弦斎は明治後期のジャーナリストであり著名な小説家である。多くのベストセラーを著作し出版しているが、近代的な食養生概念を一般大衆に向けて書いた『食道楽』は高く評価されている。文中には料理のレシピが多数載せてあり、当時は嫁入り道具の中に必ず一冊加えられたという話がある。この小説は食育の面でも大変有用であった。

築田多吉は日本海軍において衛生看護を担当した軍人で看護特務大尉である。当時の軍人留守家族における家庭看護法について民間療法を交えて纏め、『家庭に於ける実際的看護の秘訣』（一般に『赤本』と云われている）として出版した。この『赤本』は最初の数年で何万部も売れ、今日までに通算一千万を超える部数が販売されている。

本書では、初めにこの三人が黎明の時代を歩んできた足跡を辿り、残されている代表的な著書や文献、日記等を基にしてその知的遺産を紹介する。次に、その業績を受け継いだ人々がそれをどのように発展させていったのかを俯瞰する。そして、遺産の中にある貴重な健康的資源を現在に活かすことはできないかという課題について私なりに検討してみることとした。

このような方針で、しばらく資源を探索してゆくうちに感じたことは、大正期には多種多様な健康法や食養法がほぼ一斉に育まれていたことがわかった。それらは当時「強健法」と呼ばれる肉体的精神的に一体を為した強固な健康法である。これを強いて現代風に云えば「ストロングヘルス」とでも云えるのかもしれない。

そして更に言えば、「ストロングヘルスは、現代健康法において活かすことのできる貴重な資源である」ということである。

本書は編集の都合により『物療篇』と『食養篇』に分冊されている。『物療篇』では温泉療法、強健法、およびメンタルヘルスを収載し、『食養篇』では食養法、断食療法、食禁（タブー）、および民間療法などを載せている。

この書の文脈が、発想の展開に任せてあちらこちらと枝葉や蔓が伸びていることを自覚している。また、枝の方が太い幹になって茂っている部分も相当あると思う。しかし、これらを絡めて両書を一体としたつもりでいる。

本文は、先人の知的遺産の文章で垣間見た大正の風景を、そのまま描写して後世に伝えるため、参考文献・著者等の文言を原文で拝借し引用させていただいた箇所が多い。

ここに関係する諸先生に対して厚く御礼申し上げる次第である。

また、纏めにくい文章を整理して出版にまで漕ぎ着くようご助言を賜った雄文閣社長宮田哲男氏並びに、親切丁寧に編集の労をとって頂いた安齋利晃氏に対し深甚なる謝意を表すものである。

平成二十七年四月吉日

目次

第一章　物理療法（フィジカルセラピー）

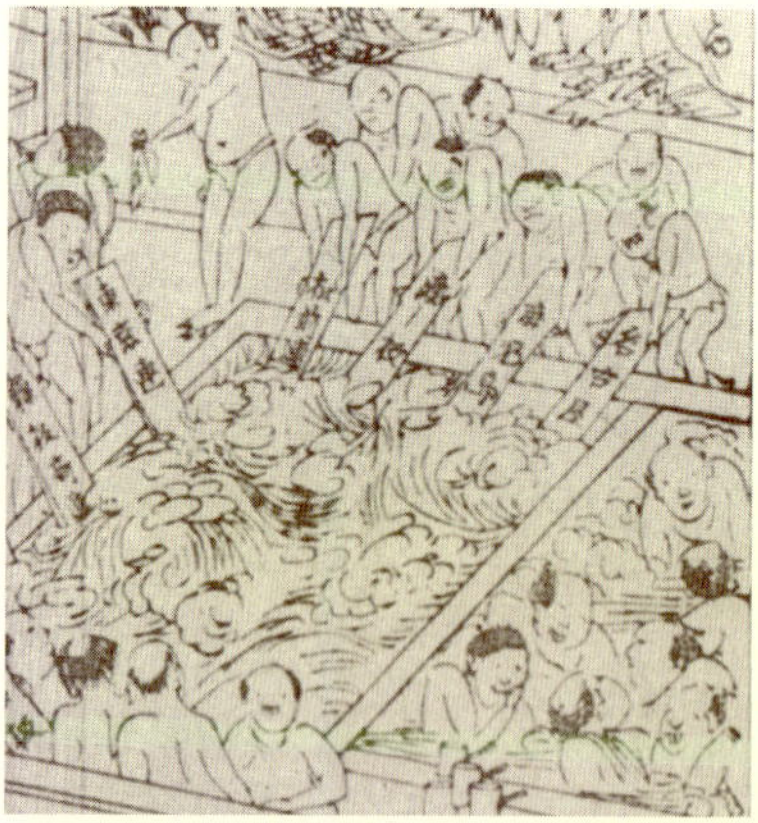

草津温泉入浴図
（『温泉読本』西川義方著：筆者蔵）

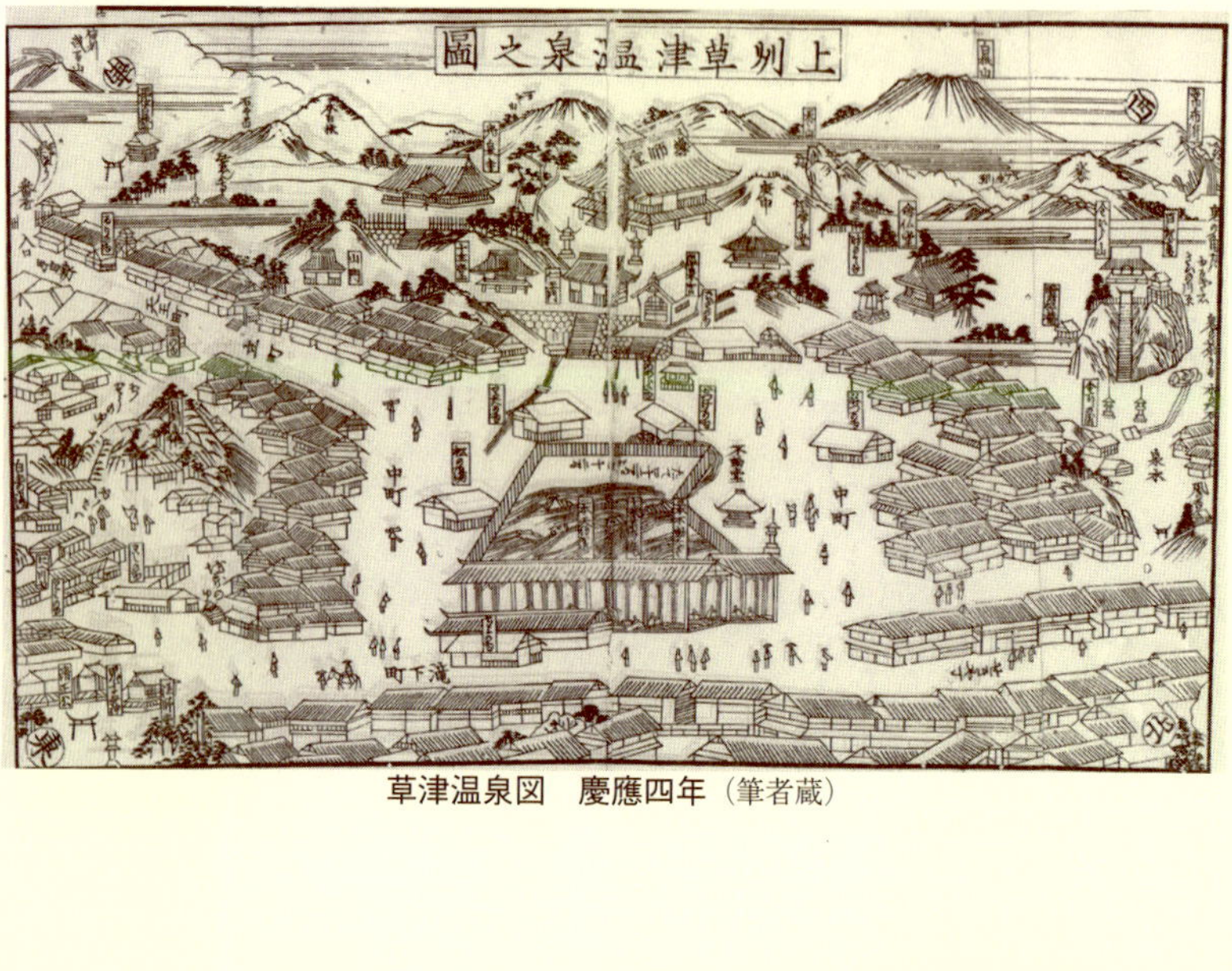

草津温泉図　慶應四年（筆者蔵）

一　日本の温泉療養（バルネオセラピー）

温泉浴の起源

日本における温泉浴の起源は、神代の時代に遡ると云われている。大穴牟遅命《おおあなむじのみこと》及び少名毘古奈命《すくなひこなのみこと》が、有馬の出湯において病を治した話をはじめ、多くの伝説がある。また、土地の人々の権威付けの意図もあったであろうが、神々と温泉とを結び付けた古い風土記・温泉誌の記録が各所に残されている。

日本列島各地の温泉発見動機として、よく語られているのは次のような逸話である。先ず、一般的に多いのが、禽鳥・獣畜の泉浴を見た山の樵夫や海の漁民の話、仏の霊験による高僧・行者の開湯伝説、狩人・里人によって偶然に発見された秘湯などの説である。

次に、温泉利用目的として、神佛のご利益を求めての禊祓洗身《けいふつせんしん》・厄病退散《やくびょうたいさん》の浴場、武将の戦傷を癒した傷の湯、不妊者に功のある子宝の湯がある。その他、貴人の探幽遊興《たんゆうゆうきょう》の湯、民間人の除病遊山《じょびょうゆさん》の湯、農漁民の閑期保養《かんきほよう》の湯などがある。

温泉に恵まれていた日本は、このように治病作用が語り継がれ、湿潤な気候も関与して、温泉浴が広く利用されてきていたものと考える。他の医療手段の少ない時代において、体験的に、また時に泉浴治療法と宗教的意義とが互いに作用しあって、心理的肉体的に治療効果をもたらして語られていたものと思う。

温泉療養の進化

日本の温泉療養史上で、その経過に重要な進化を与えた契機としては、仏教の興隆と明治維新の二つの変革を挙げることができる。

前者は、六世紀末から七世紀初頭の仏教によって国を治める変革である。後者は、西欧文明の導入による東洋医学から西洋医学技術への転換がある。

明治維新は、これまでの迷信や伝説が、治療・療養の主たる拠り所であった温泉療養法を、各温泉の泉質に基づいて治療・効能を明確にすることを助長したのである。それは、鉱泉の含有物に基づいた温泉利用に転換する考え方であり、合理的医治的価値追求への始まりでもある。以来、今日まで幾つかの問題を抱えたまま温泉研究が続けられている。

明治七年には、厚生省東京衛生研究所の前身である東京司薬場によって、温泉の分析が行われるようになった。また、内務省衛生局も、温泉治療に関する諸外国の文献を積極的に取り寄せて研究を始めた。近代温泉療養の幕開けである。

温泉療養の書誌

明治以前の江戸期おける民間の温泉療養については、これまでに漢方・和方の書誌にも記されている。例えば正徳三年の『養生訓』である。『養生訓』巻五「洗浴」では、湯浴の宜禁、温泉養生法、利用についての注意などが詳しく述べてある。

また、明治初期までの『温泉総論書』については、それぞれの時代ごとに多くの書籍が記されている。

■温泉総論書

平活斎『温泉小説』（写本）享保九年
香川修徳『一本堂薬選続編』元文三年
巣雀子稿『草津薬泉之記』宝暦五年
吉川推足『温泉記』宝暦八年

三宅意安『本朝温泉雑考』明和四年
後藤栖鸞『温泉名勝誌』寛延四年
原双柱『温泉考』寛政六年
橘南谿『東西遊記』寛政七年
古宇田知常『灌水考』文化八年
小郎声英庵『英庵鉱泉考』（写本）文化八年
柘植彰常『温泉論』文化十三年
研修斎蔵『瀑布効験記』天保三年
山崎大湖『温泉浴法弁』天保五年
勿晦亭等林『洗場千引草』嘉永四年
太田雄寧『温泉論』明治九年
ヘールツ・林・成島『日本温泉獨案内』明治十三年
桑田知明『日本温泉考』明治十三年

※また、有馬、但馬城崎、豊後浜脇、別府、雲仙、熱海、箱根、伊豆、伊香保、草津、塩原、飯坂、鳴子、その他各地の温泉記、温泉誌、温泉由来、温泉案内、湯治指南、効能記の類は、明治以前の古いものは木版刷りや写本として、明治中期からは活版刷りとして出されている。

近代温泉療養を述べる前に

明治以前の温泉療養については、どのようなところまで研究がなされているのかよく判らない。それはそれとして、本編では、近代西洋医学が取り入れられた温泉療養のあけぼのの時期を中心に検討してみたいと思う。

温泉医学の中で明治の初期から、大正、昭和初期に至るそれぞれの時期に、温泉療養の発展に寄与された先生方は大勢いる。これらの先生方の中でも、特に近代の日本における温泉療法の開拓者として位置づけられているのは、明治初期にドイツから大学の教師として招聘されたエルウィン・ベルツ博士（以下ベルツという）である。

本書では、ベルツの活動を中心に、どのように日本の温泉療養が進展したのかについて、博士が残した日記（『ベルツの日記』後述）を参照しながら記述する。

ベルツの温泉研究を継承し、温泉療法の盛んなドイツに留学して、帰朝後、東京大学に物理療法医学を正規の講座として開設させ、日本における内科物理療法学の基礎を築いた学者は、東京大学教授真鍋嘉一郎先生（以下真鍋という）である。

そこでこのたび先生の多くの業績の中からその一端を紹介させていただく次第である。また、内科物理療法学教室初代教授として主に臨床診療にその力量を発揮され、門下生から多くの医学者、臨床医を輩出した経緯などを記録しておきたい。

真鍋は日本において、温泉地のラジウム・エマナチオン（ラドン）を初めて検出したことでも知られている。このラドン温泉、ラジウム鉱泉が、人体にとってはホルミシス効果として有効であるのか、或いは無効なのか、又は放射能による有害性が考えられるのか、などについては未だ明確な判断はついていない。

このたびは日本各地のラジウム・エマナチオンについても文献を引用して紹介し、真鍋が後世に残したこの大きな宿題について考えてみたい。

大正から昭和へと時代が進む中で、ベルツ及び真鍋の教導を受け継がれた多くの先生方によって日本の温泉医学は進展し、温泉による療養法及び健康法は現代に受け継がれている。しかし、温泉は古代より多くの人々を癒し活力を与え続けてきているにもかかわらず、その科学的根拠については未だ解明され得ていない問題が多い。

両先生が、生涯の目標としていたのはこの問題、即ち「温泉の医学的効用の解明」である。しかしそれは現在においてなお温泉医学研究者の前に立ちはだかる厚い壁があり、その先に在る泉水は、未だ人知を超えた神秘的な「大地の御神水」であると云ってよい。この「地球科学」とも云える分野に挑戦し、厚い未知の壁に鶴嘴を突き立てて、後進に道筋を掘り起こしてくれた先生方に心から敬意を払いつつその足跡を求めてゆく。

限られた文献の入手範囲においてであるが、両先生の業歴と温泉療養についての展開過程を記述することができれば誠に幸いである。また、両先生の道程に残された余韻とも云える事柄、その生活に洋溢する情景なども描いてみたい。なお、以後本文に登場する先生方は既に高名な歴史的人物であるため、通例により何方にも敬称を省略させていただくことをご了承賜りたい。

二　エルウィン・ベルツ

ドイツ医学の導入

日本は、徳川三代将軍家光以降幕府の鎖国政策が厳重に行われた。従って、外国知識の収集窓口としては、長崎の出島商館に住むオランダ人や、出島を基地としたその他の外国人が唯一の情報源となっていた。

鎖国二百三十年の間にオランダ商館には、多くの外国人医師が赴任滞在している。この中には、時代は離れているがエンゲルベルト・ケンペルやフィリップ・シーボルトもいた。

日本人は、取締りの厳しい環境の中でも、これらの外人医師との接触を図り、西洋の医学を積極的に吸収していった。

中にはオランダ通詞から後に医者となっている人物もいる。

安永三年（一七七四）には、杉田玄白、前野良沢による『解体新書』が出版され、これを契機として伝統医学に代り蘭学が重要な学問の主流となった。

安政五年（一八五八）諸国との通商条約が結ばれてからは、キリスト教宣教を兼ねた外国人医師が多く来日した。この頃江戸では、在住の蘭方医達が拠出金を出し合って、神田お玉ケ池に医学所を創立した。

明治元年（一八六八）政府は、神田お玉ケ池から下谷和泉橋通りに移転していた医学所を接取し、医学校兼病院と称しその後大学東校と改称している。

明治二年（一八六九）佐賀藩の相良知安と福井藩の岩佐純が、大学権大丞に任官した。相良は、強くドイツ医学の採用を主張し、佐賀出身の政府高官である副島種臣、大隈重信などを動かした。その理由として、従来のオランダ医学は、もともとドイツ医学の原本を訳したものが多く、ドイツ医学は当時世界的な広がりを見せていることを挙げた。また、日本の医学進展に大きな影響を与えたケンペルやシーボルトもドイツ人であったこと、その決定には文教の責任者として、岩佐純の藩主である松平春嶽がいたことなども関係があったとされている。

相良とベルツ

明治三年（一八七五）のある日、ライプチヒ大学附属病院に一人の外国人が入院した。彼は日本から留学中の官吏であり、異国で病気となって大変に不安な様子であった。この孤独な病人に、担当医であったベルツは献身的に手厚い治療を加えた。日本人はベルツの温情に心から感謝するとともに、ベルツが日本に深い興味を持っていることを知り強く心を動かされた。この日本人は相良元貞と言い相良知安の弟であった。その元貞が、この後日本本国にベルツを教師として熱心に推薦したことには、このような事情もあったらしい。これは、菅沼竜太郎訳『ベルツの日記』全四冊第一部上（以下『日記②』と略す）及び同菅沼訳『ベルツの日記』全二冊上（以下『日記③』と略す）にそれぞれ記されている。

いずれにしても、このような経過で、日本は明治初期にドイツ医学採用を決定した。

日本赴任

明治三年（一八七〇）日本政府は、ドイツ北部連邦公使フォン・ブラントとの間に、大学東校に医学教師二名を三年契約で招聘する契約を行った。ドイツからは、レオポルド・ミュルレルとテオドール・ホフマンの派遣が決まったが、晋仏戦争が起こり着任は遅れた。

大学東校では困って、帰国のために横浜にいたオランダ人のボードインに頼み、七月から十月の二ヶ月余り講義を依頼した。

濱邊正彦訳『ベルツの日記』（以下『日記①』と略す）本文前書きにある入澤達吉の「題言」によれば、当時のプロイセンから赴任した医学教師は以下のようであった。

> 明治四年に新政府はプロイセンから医学の教師を雇うことになり、最初に外科にミュルレル、内科にホフマンの二人が来た。殊にミュルレルは条約に依り、医学教育の制度を定める権力を授けられて来たので、一切ドイツの制度に依って之を創定した。此ミュルレルの代りに外科のシュルツエが来、ホフマンの後任には内科のウェルニヒが来て、ウェルニヒは三年居て帰ったが、其の代りに明治九年にベルツ先生が来られたのである。

横浜上陸

ベルツは、明治九年（一八七六）四月二日故郷ドイツを離れ、ナポリから乗船し、スエズで別の船に乗り替え、二ケ月の船旅を経てようやく六月九日横浜港に到着した。

『日記①』によると、日本上陸の第一印象はあまり良くなかったらしい。その記述をもとにその場面を私に加工して描写する。

ベルリンでの約束では、入港した港には政府の役人が出迎えている筈であったが、誰も居ない。それだけでなく、上陸の手配も全くされていない。大変に腹が立ってきた。また、甲板の人間にはドイツ語は勿論であるが英語も全く通じない。迎えが遅れることもあるであろうと思いながら、何時間も待ってしまった。そのうちに、陸から小舟で乗船してきた一人の若い税関吏がいた。英語を話しかけてみると少し理解できた。そこで今の窮状を述べたところ、彼は協力的に行動してくれた。彼の乗ってきた小舟で陸まで送られ、ようやくのことで荷物共々に上陸することができた。

強い雨が降っていた。小舟が付くと、雨宿りの小屋掛けの中から、半裸体の壮漢が五、六人飛び出して駆け寄ってきた。彼らは棒と縄を持って何かをしきりに喚いている。最初は殴られて縛られるのではないかと不安であったが、こちらが「カスタム・ハウス」というと、彼らの一人が「ペイ・マニイ」といって手を出した。案内の前金を支払へということである。要求された半弗の支払いが済むと、全荷物を幾つかに分散して天秤棒に縄で縛りつけた。税関迄運ぶ段取りがついたわけである。

税関では、狭い部屋に六、七名の日本人が書き物をし、判子を押している。こちらが書類を出して見せたが、外国の言葉を解する者は誰も居ない。数名で協議している。椅子は出してくれたが、荷物の保護を求めているのに何の取り計らいもしない。我慢できなくなって身振り手振りで、こちらの要望を表したところ、なかの一人から礼拝堂と云うところに案内された。そこには片言の英語を話す男がいて、ようやく税関長の建物に導かれた。しかし、税関長の出務時間である午後一時まで待たされることになった。別室からは煙草の煙が洩れてくる。半開の扉越しに室内が見え、十数人の若い日本人がいた。田舎風の小さいキセルを咥えたり、茶碗を持ったりして相談している。暫くして一人が現れ、英語で課税品の有無を尋ねる。「ノウ」と答えると、「良し、お通り下されい」と云い、入国の許可が下りた。彼の指さす方には壮丁の引く手車（人力車）があった。がたがた道をそれに乗って、命じたドイツ領事館にようやく到着できたのは、入港後何時間も経っていたのである。

領事館では一名の男を付け、市内の仏人経営のホテルに送り込んでくれた。その前領事館内では、前任のウエルニッヒ博士が運よく東京から横浜に来ていて偶然会うことができた。そこで博士は新任の自分に対し、色々と尽力してくれた。そのお蔭で翌日には東京に入ることができた。

日本上陸第一歩は、このような散々な目に遭う入国であったが、ベルツはあらためて心に誓ったことがある。『日記①』は述べる。

日本の万物は欧州と同じではない。しかし、容易に失望はしない。しばしば欺かれている日本人が、欧米人に対して現在不信感を持っていたとしても不思議はない。現状において自分は誤った判断に陥ることがないように努める。そして、ただ静かに待つ。その忍耐力は持っている。

生い立ち

嘉永二年（一八四九）エルウィン・ベルツ（Erwin Baelz）は、南ドイツのウュルテムベルヒ王国・ビーティヒハイムにおいて、父カール・ベルツと母カロリーネの次男として生まれた。

当地の小学校、シュトウットガルトの高等学校を経て、一八六六年にチュービンゲン大学医学部に入り、二年後にはライプチヒ大学において臨床過程を学んだ。しかし、卒業前に晋仏戦争が勃発して見習士官で出征するというハプニングがあった。

この頃のヨーロッパは、国際的な緊張や摩擦が多い状態であったこともあり、ベルツは努めて近隣の語学を習得した。大学在学中既に仏語、英語を流暢に話すことができたという。戦後、ライプチヒ大学に戻り、一八七二年には、「進行性延髄麻痺に関する研究」によりドクトルの学位を得ている。

その後、ベルツは大学において、故郷の大先輩である内科のウンデルリヒ教授門下に入った。ウンデルリヒは、今日どの病院でも使用している病人の体温表を最初に作った人である。

明治九年（一八七六）に、ベルツはライプチヒ大学の講師に任命され、ウンデルリヒ教授の代講を務めた。その前年から、日本の官立東京医学校に内科教師として招聘されていたが、この年の一月に日本帝国公使の青木周蔵と正式の契約を行った。任期は二箇年ということであった。ベルツは、出発までの二か月、大学教授就任講義準備のため、それまでの学術研究を入念に纏めた。ドイツの大学では、教授就任講義は最も重要な形式になっていたからである。

故郷との別離

明治九年（一八七六）四月、二十七歳の若きベルツは、東洋の果ての国日本を目指し、期待と不安を胸に抱きながら故郷のドイツを背にした。当時の別離は、両親・家族および縁者・旧友らとの生別を意味する。その時の感情を『日記①』は次のように記している。

想像し得る限りの美しき時は既に過去となった。仕事に対する満足感と愛惜で胸は一杯だった。勉強友達でもあり遊び仲間でもあった幾多の先輩・後輩と共に、常に余の熾烈なる興味を牽いた医学教育の努を、これ以上は望めないくらい思ふままに遂行し、快心の生活を味わったのではあった。この幸福たるや、しかし容易には再び味ひ得ないであらう。余は遥かなる島国に於て、屡々郷愁に襲はるゝ事が無いであらうか。…さらば。

教授就任

ベルツは、着任五日後にして直ちに生理学の講義を行った。しかし、彼が入念に準備していた、教授就任講義について触れている文献は見当たらない。『日記①』では、医学校の校舎が、引き戸の付いた低い木造家屋が迷路のように結合していて誠に不愉快であると述べている。

当時の医学校は、和泉橋通の旧津藩藤堂邸跡にあった。ドイツの大学における堂々たる教授就任講義を見ていたベルツは、寺子屋に近い教室で行う自分の姿が情けなく思えたのではないだろうか。

しかし、講義をドイツ語で始めると、学生は良くわかって理解する。ベルツはその素質の良いことに気づき、日本人学生の実力がかなり高いことを知った。学生達は、既に数年の間努力してドイツ語に慣れていたのである。

ベルツの業績

さて、ベルツはその後どのような活躍をしたのであろうか。東京医学校（東京大学医学部）に教師として任命された明治九年（一八七六）から明治二十九年（一八九六）ごろまでの記録を参照すると次のような医学的業績が残されている。

『日本の河川及び洪水熱（リューマチス性熱）・一種の伝染病』明治十二年（一八七九）

『寄生虫による喀血に就いて』明治十三年（一八八〇）
『日本鉱泉論』明治十三年（一八八〇）
『日本の将来』明治十四年（一八八一）版《マイヤー百科全書》
『多発性末梢神経炎の脚気に対する関係について』明治一四年（一八八一）
『結節癩の治癒せる一症例に就いて』明治十五年（一八八二）
『日本における伝染病・特に「カッケ」（ベリベリ）に関連して』明治十五年（一八八二）
『人類の新寄生虫若干に就いて』明治十六年（一八八三）
『日本人の肉体的特徴・人類学的一研究・第一部及び第二部』明治十六年（一八八三）
『持続性の温浴に就いて』明治十七年（一八八四）
『癩の学説に寄せて』明治十八年（一八八五）
『繊維素性肺炎に際しての神経系統』明治十九年（一八八六）
『心臓過労説に寄せて』明治二十年（一八八七）
『呼吸病の諸説・特に日本に関連して』二巻・明治二十三年（一八九〇）などである。

この他、寄生虫に関する研究として、フィラリア仔虫、肺吸虫、肝ジストマ、ツツガムシ病など主に寄生虫感染症についての業績が知られている。

脚気、癩病、呼吸器病、心臓病、などについての研究発表があるが、当時の未発達な細菌学の分野においての研究の為、脚気を伝染病と考えるなどの問題点があった。

また、植物性食品の推奨、予防医学と家庭医の必要性、基礎医学研究の重要性の助言などがある。

このようにベルツは、日本医学の根幹についての問題を広く網羅して指導した。日本の近代医学発展のための先達の役割を担ったわけである。

しかし、ベルツのこのような日本での医学教育・治療実績及び医学的発見などについては必ずしもよく認識されていない。後世の社会で一般的に良く知られていることは、草津における温泉治療、「モーコ斑」（Mongolenflecke：現在は小児斑という）の命名、柑皮症、「ベルツ水」の処方、「狐憑き」の解明など、ほんの一部の事柄についてである。

日本研究

ベルツの業績の中で、日本においてはあまり知られていない医学以外のものが沢山ある。それは日本滞在中の「日本研究」である。

故国ドイツをはじめヨーロッパにおいて残されているベルツの業績には、日本を始め東洋の人類学・風土病・民俗学・植物学・温泉地質学・歴史学・演劇・美術工芸・書画骨董・伝統武術・鍛練法・体育・宗教・精神・教育法などの調査記録、収集品等が多く存在している。

要するに、当時の西欧知識階級で持て囃《はや》されていた世界の果て「東洋の神秘」への憧れ及びその開明願望と、ベルツの持つ生来の地理的生物学的好奇心とが、故郷と両親家族との生別をも覚悟して乗り越え、遠い旅路を辿り訪日させる決意を生じせしめたものであろう。

ベルツのこの強い精神力によって、日本の医学発展の成果と共に、日本を中心とする東洋の博物学的民俗学的研究が多くの成果を残したわけである。

温泉療養

次に、ベルツの日本における温泉療養がどの様に進展していったのかについて考察を勧めたい。

明治十一年（一八七八）夏、ベルツは小金井良精など三人の学生を供にして、ツツガムシ病の研究のため新潟へ旅行した。この当時、新潟の信濃川、阿賀川、山形の最上川、秋田の雄物川等の流域では、ツツガムシ（ダニの一種）の幼虫に刺されて発症する、死亡率五十パーセントという恐ろしい病気があった。その病態を研究するため、今回は信濃川流域の長岡病院に出張診療を行ったのである。

長岡病院においてはツツガムシ病の患者を診察し、治療法を指導した。それは後日、「日本の河川熱あるいは洪水熱」という論文となってドイツの病理学雑誌に発表されている。

ベルツが日本の温泉に興味を抱いたのはこの旅行の途中、群馬県の草津温泉に立ち寄った時のことである。しかし、いわゆる『ベルツ日記』と称する各書の、明治十一年の時期には、草津訪問の記録は見当たらない。

草津温泉

ベルツの初めて草津訪問を推察する記録として、『ベルツと草津温泉』の「ベルツ先生日記」という記事がある。それには次のような文章が載せてある。

東京方面から草津への主要な入口にある群馬県中之条町の役場で所蔵する「明治十一年書留帳」の中に、ベルツが使用していた外務省発行の「外国人旅行免状」の写しが発見された。その欄外に「明治十一年八月一日二宮平八方二泊ス」とあり、旅行先及び路筋欄には「東京ヲ発シ武蔵上野下野信濃岩代越後羽前ノ国々へ順路往復」

と記されている。

これらにより、ベルツが前述の旅行中に草津に立ち寄ったことも想定可能な状況となり、ベルツが日本の温泉に注目した切っ掛けが草津温泉であったとする考え方には有力な材料となるわけである。

浴場改革案

明治十二年（一八七九）十二月二十六日の『日記①』には、熱海の浴場建設計画の話が記載されている。また、同日記の明治十三年（一八八〇）六月二十二日の記事によると、ベルツが政府宛に提出した「浴場改革案」は、前日に開催されている中央衛生会議（細川総裁）の会議においては、単なる一般配布資料とされたていたことがわかる。要するに当時の政府には、ベルツの欧風な浴場計画が全く理解されていなかったのである。

ベルツは、同年六月二十三日の『日記①』において「日本には高原療養所は未だ無い。余はずっと以前から多大の努力を払ってその建設を唱道しているのではあるが。箱根、草津、伊香保は好いが、医師がいない」と嘆いている。当時の医師・医学界においては、高原療養を含む物理的療法の知識および興味は全く無かったことがわかる。大学において温泉医学を含む「物理療法」が正式に学科として認められるためには、この後三十六年の月日が必要であった。

保養地

ベルツは日本の蒸し暑い夏場には大変苦労していたらしい。明治十三年（一八八〇）七月の日記では次のように述べている。

十四日―東京―「気狂いになりそうだ。旅に出ようとすれば、いつでも、誰かしら病気の夫人が出来たり、出産の夫人があったりする」三十日―東京―「未だ東京にゐる！既に時期が晩れたから、草津の硫黄泉をやめて直ぐに伊香保に行かう。併し、どちらかと云えば、伊香保の傍の硫黄蒸気浴場・蒸し湯の方に思召しがあるのだ」

右の記述からみると、ベルツが真夏の東京から逃れて、高原の保養地に避暑旅行を望んでいたことがよくわかる。また、入湯よりも硫黄蒸気浴を求めていた。

八月に入り、ようやく伊香保に旅立つことができた。東京から前橋まで馬車で出発し、前橋から渋川まで人力車で、渋川からは徒歩で伊香保に向かう。

伊香保温泉

『日記①』八月五日

…午後直ちに、伊香保の上に所在する硫黄蒸気浴場・蒸し湯に行く。即ち慢性の癬とリウマチスの治療に此処の湯を利用しようという目論みを持って居たのであった。併し蒸し湯は、この計画の娯しみがすっかり消え失せて了ふ様なひどい状態であった。そこで余は、調査は伊香保だけに止めたのである。草津は無論一番好いであろうが。…


ベルツは、ヨーロッパの浴医（現在の温泉療法医）の温泉に対する考え方を念頭に、日本の温泉開発を計画していたものと思われる。

この後、この伊香保視察については、日本における温泉改革のモデルとして伊香保を選び、改革に必要な計画を建て、地元の人達の要望を調査し、最終的に彼等が自力で温泉改革を達成出来るようにすることが目的であると述べている。

伊香保温泉の歴史は古く、垂仁天皇の時代に発見されたと云われている。万葉集には「伊香保風吹く日吹かぬ日ありといへど我が恋やみし時なかりけり」と詠まれ、古今集にも「伊香保嶺」「伊香保沼」などの記述があるという。しかし、温泉場として利用されるようになったのは戦国時代以後と考えられている。後柏原天皇の文亀二年には宗祇法師の来浴記録もあるらしい。

元禄・寛保の頃には、浴客を二階に招く「餅売湯女」などがいて、温泉場の風俗を乱していたようである。これは明治時代以後も続いていたが、群馬県廃娼令によって徐々に弊風が廃れていった。

『日記①』八月五日の記事にある「伊香保の上に所在する硫黄蒸気浴場」とは何処か。

大正末期から昭和初期発行の『温泉案内』などには記載されていない。伊香保の上をどう解釈するかに依るが、上の方は榛名山である。温泉場からは約十一キロの山道がある。山上には火口原湖である榛名湖があり、湖畔への榛原（伊香保平）と呼ばれる火口原がある。ベルツの云う伊香保の上の「硫黄蒸気浴場」は、この火口原の近辺に在ったのかも知れないが実証は全くできない。幻のベルツ温泉である。

温泉の泉質

温泉の泉質については、分析技術の問題とサンプル採取箇所が影響するためか時代の進展により表現がやや異なる。伊香保についても左記の如くである。

大正十三年の松川二郎氏泉質表によると、泉質は「塩類性鋼鉄泉」温度百十三度、鉱水一リットル中に含む固形物総量は〇、九五八六グラムである。なお、ラジウムを含有するとも記載している。

昭和六年の鉄道省『温泉案内』泉質表によると、「塩類性含鉄泉」温度四十六度。

昭和十二年の西川義方氏泉質表によると、伊香保の泉質は、「土類含有弱石膏性苦味泉」四十一度から五十五度および「土類含有炭酸鉄泉」四十七度となっている。

昭和十六年の日本温泉協会編集『日本温泉大鑑』鉱泉分類表の泉質は、「土類含有弱石膏性苦味泉」泉温四十一度から五十度とある。

昭和六十三年改訂版・日本交通公社『全国温泉案内』では、「硫酸塩泉・石膏泉（新泉質名・カルシウム―硫酸塩泉）」泉温四十二度から六十六度となっている。

このように泉質名は昭和後期から化学記号名称を用いるようになった。例えば旧泉質名「含土類石膏食塩泉」は、新泉質名で「ナトリウム・カルシウム―塩化物・炭酸水素塩・硫酸塩泉」（Na.Ca-Cl.HCO$_3$.SO$_4$）と称する。

療養泉

昭和五十三年（一九七八）環境庁自然保護局長通知により、温泉のうち特に治療の目的に供しうるものを「療養泉」と定義し、療養泉の温度と含有物質を限定している。療養泉は主として入湯療養のための温泉として公示されている。浴法としては、昔から滝湯（打たせ湯）、砂浴（砂蒸し）、蒸湯、箱蒸し、痔蒸し、泥湯（鉱泥浴）、持続湯、時間湯、露天風呂などがある。また、温泉水の飲泉、温泉蒸気・ガスの吸入法もある。

ベルツは著書『日本鉱泉論』において、ドイツ式の鉱泉分類法を採用し、単純泉、酸性泉、炭酸泉、塩類泉、硫黄泉に大分類している。その他にも、更に細分する分類法が提唱されているが、あまりにも複雑になってくるため、右記のごとく「療養泉」として纏められることになった。

古来、日本の温泉利用には、行楽遊山を主とするものと、療養を目的とするものがあり、草津温泉は後者の代表的な温泉である。温泉効能番付である『諸国温泉効能鑑』には、東之方・大関に上州草津の湯があり、西の方・大関は摂州有馬の湯が挙げられている。

【注】療養泉の定義〔一九七八年環境庁自然保護局長通知〕

ア　温度（温泉源から採取されるときの温度）摂氏二十五度以上

イ　物質（泉水一kg中以下に掲げるもののうち、いずれかひとつ含有）

一、溶存物質（ガス性のものを除く）一、〇〇〇mg以上

二、遊離二酸化炭素（CO_2）一、〇〇〇mg以上

三、銅イオン（Cu^{2+}）一mg以上

四、総鉄イオン（$Fe^{2+}+Fe^{3+}$）二十mg以上

五、アルミニウムイオン（Al^{3+}）一〇〇mg以上

六、水素イオン（H^{+}）一mg以上

七、総硫黄（S）二mg以上

八、ラドン（Rn）八・二五マッヘ単位以上

ウ　泉質の名称

一、塩類泉

塩化物泉、炭酸水素塩泉、硫酸塩泉（鉄—硫酸塩泉—アルミニウム—硫酸塩泉を除く）

二、特殊成分を含む療養泉

二酸化炭素泉、含鉄泉、含銅―鉄泉、硫黄泉、酸性泉、含アルミニウム泉、放射能泉

（『新温泉医学』より）

温泉保養所

ベルツと草津温泉の関連については、市川善三郎著『ベルツと草津温泉』に詳しく述べられている。それによると、ベルツと草津との関係が密接となったのは明治二十二・三年頃からとされている。『日記①』には次のような記述がある。

明治二十三年十月十四日―東京―

「余に依り、草津近傍の白根山の火口に於いて発見せられた塩酸（鉄・明礬《みょうばん》）泉は卓越せる医治効能を発揮する見込みである。余等は目下、該鉱泉を病院に於いて試験して居るが、その結果は甚だ満足す可きものがある。」

十月十五日―東京―の日記には

「十三日、近藤（栄一）氏の世話で草津に五千七百坪の土地と鉱泉を購った」

との記述がある。

この様な記述から見ると、当時ベルツにはヨーロッパの温泉保養所と同じようなものを草津に建設する意図があったことがわかる。

『ベルツと草津温泉』では、左記のように記している。

博士は草津の環境を愛した。そしてここに一大療養所を建設しようと計画したのである。滞在中古来から草津に伝わっている熱浴法を体験し、その医薬的価値を研究した。…明治二十三年に購った草津の五千七百坪の土地を基礎に、博士は療養所建設に取り掛ろうとしたが、外国人に引湯させるのはどんなものかという町の人の反対意見も出、一時ちょっともめたが、後、大方の賛同を得て実現に進もうとした。ところが博士は明治三十八年六月帰国したまま再び来朝されなかったので、遂に中止となった。今考えてみると残念に思われる。

ベルツは、当時温泉場を経営する日本人達の偏狭な性格をどのように評価したのだろうか。それは、後述する明治三十七年（一九〇四）九月十九日付の日記に記載されている。

昭和十年（一九三五）八月四日に、博士の記念碑が西の河原に建てられた。この日にはベルツ花未亡人（昭和十二年二月没）、入沢達吉、真鍋嘉一郎、高野六郎、藤波剛一等の諸博士が参列、盛大であった。

酸性泉と高温時間浴

ベルツは、草津の酸性泉及びその時間浴の有効性について欧米の学会に報告している。明治十七年（一八八四）に「持続温泉療法」、明治二十九年（一八九六）「熱水浴療法」などである。

ベルツの見た当時の「草津温泉時間浴」とはどのような熱浴法であったのか。

当時、一般の共同浴場や旅館の内湯には特に入浴法の決りはないが、松の湯、熱の湯、白旗の湯、鷺の湯、千代の湯、地蔵の湯の六ケ所には調練風の決まりがあった。毎日四回数十人が一団となって湯長の号令で入湯する。

その光景を『療養本位温泉案内』は次のように記載している。

浴客は悉く筒袖襦袢に腰巻一枚となりて浴槽の周囲に並び、手ん手に板を握って、「ハイ、ドッコイ、ドッコイ」の掛声に合わせて、先ず湯を掻乱す。初は緩かに、後漸く急に、充分湯を揉んだところで、一斉に襦袢と腰巻を脱して浴槽の縁に踞し、檜杓に湯を汲んでザブザブと頭に浴びること凡そ一束（百杯）然る後そろりそろり身を槽中に沈める。湯は冷めたりと雖も尚沸騰点に近い。一同首まで沈んだところで隊長「揃って三分」と号令をかける。一同「オーイ」と答える。次いで「改正に二分」とやる。一同また「オーイ」と答え、歯をくいしばり、息を呑む。「限って一分」と号令する頃には衆漸く百掻きはじめるを、隊長透かさず「ちッくり御辛棒」と云ひ、又「辛棒の仕どころッ」と励ます。此の頃になると「オーイ」の声已に悲鳴に近い。「さァ、よろしく上がりませう」の声と共に、ゆで蛸のやうになった一同さっと飛び上がる。勢い正に脱兎の如しである。（松川二郎著『湯治湯めぐり』）

ベルツは、ヨーロッパ諸国の浴療法では全く見ることのない、湯長の命令で行われる軍隊式入浴法を目の当たりにして、さぞ驚いたことであろう。しかし、この奇異な入浴法の中に見るべきものは本質的に見ていた。酸性泉での高温時間浴、また、被り湯などである。

この「熱浴法」については、医学的に検討を加え、前述のごとく欧州の学会に研究発表を行っている。

大正二年、東京衛生試験所の調査（田原・石津）によると、草津の代表的な温泉である「熱の湯」は強酸性硫黄泉であり、多量の遊離硫酸、塩酸、硫酸苦土、硫酸ソーダ、リン酸等を含む。また、鉱泉中に〇、一三から〇、三十マッヘ、湧出ガス中〇、六三から一、三七マッヘのラジウム・エマナチオンを検出したという。

『日本温泉大鑑』（昭和十六年）の鉱泉分類表では、「熱の湯」の泉温六十二・二度、水素イオン濃度（PH）一・五、特殊成分は硫酸第一鉄、硫酸礬土、遊離塩酸、遊離硫酸で、泉質を酸性明礬緑礬泉としている。

『全国温泉案内』では、泉質は「含硫化水素酸性明礬緑礬泉」である。後の話になるが、草津の温泉水の泉質が強い酸性であることから、クラミジア菌、緑膿菌などに強力な殺菌作用を有するという実験報告が発表されている。（熊木・植田・萩原・一九八七）

温泉療養とリスク

しかし、草津温泉入湯による循環器系のリスクも報告されている。『新温泉医学』の「温泉療法の合併症とリスク管理・久保田一雄」によれば左記のごとくである。

実態調査では、草津温泉旧草津分院において平成元年一月から同七年六月までの六年六ヶ月間に、温泉入湯者が急性心筋梗塞で三十一例、脳梗塞で四十例が発症し緊急入院した。

旅客入湯者数、住民入湯者数などを考慮した統計学的推論では、これらの発症と温泉浴との関連が推定されるとのことである。また、高温泉時間浴と血栓性疾患の発症にも関与があると推定されている。

住民の反発

ベルツは『日記③』明治三十七年（一九〇四）九月十九日（草津）で左記のように述べている。

まったく神秘的な草津温泉の効能を、最も適切に表しているのは、日本の有名な小うた〈お医者さまでも草津の湯でも、恋の病はなおりゃせぬ〉である。普通あれほど難症の癩病《らいびょう》ですら、往々にして全治することがあり、少なくともたいていは快方に向かうのを常とする。最初に草津を訪ねて以来、自分はこの地に非常な興味を覚え、土地の人々に各種の改革を提案した。ところが、伊香保やその他どこの日本の温泉でもそうであるように、土地の人々は、見たところ全く仲が善いようではあるが、その実、妬みと争いとで日を送っている有様だった。不思議にも、共同ということには、なんの関心もないのだ。町長も居ることは居るが、全然頭が上がらず、要するに、協力一致の行動は問題外である。だから自分は、そんな連中に愛想をつかし、もう草津のために尽力することをよしてしまった。今では、この土地もはなはださびれ、訪れる人の数は減った。そこで土地の人もこれではいけないことに気が付いた。今後はいっさい、自分の言葉に従うとのことなので、自分は、一人の医師に勧めて、夏のあいだ、同地で開業させることにした。これだけでも、客を引き寄せることだろう。それから、日本人の療養所（サナトリウム）と西洋人のとを建てねばならないし、それにホテルも必要だ。

草津には、無比の温泉以外に、日本で最上の山の空気と、まったく理想的な飲料水がある。こんな土地が、もしヨーロッパにあったとしたら、カルルスバードよりもにぎわうことだろう。しかし、この草津へ来るのは、ほとんど下層社会の人々ばかりである。もちろん、多数の醜い患者が、町にひしめく光景は、決して人の気を誘うものではない。癩患者は、本来町の外に隔離されているが、梅毒患者や、その同類も好ましい見ものではない。おまけに西洋人を驚かせるには、まるでエデンの園のように羞恥心のないことだ。ここ数年来は、男女別の入浴が行われるようになり、今では、男女共に素裸で往来を歩くのを、ほとんど見かけないが、昔は、それが当り前のことだった。そこでまず、新しい草津を、今の町の外に作る必要がある。それには、好適の場所がたくさんあるし、湯も、毎日数千の個別浴に十分な程度に得られる。来年帰国するのでなければ、自身で療養所を建てるのだが。この温泉の特異な効果が知れわたれば、あらゆる国の人がやって来ることは確実だ。

ベルツは、このように草津温泉を高く評価していたが、住民の素朴性はともかく、地元の発展を阻害する共同意識の欠如を大変残念に思っていたことがわかる。このような状態のまま、明治三十八年（一九〇五）六月十日、ハナ（花子）夫人と共に故国ドイツに帰国した。

帰国

日本を離れる際には、二十六年間在職した東京大学に、物理療法奨励の基金（ベルツ奨学金）として金一万マルクを寄付している。それには、草津温泉の物療的研究が第一に指定されていたということである。

少し遡るが、ベルツ帰国四年前の明治三十四年（一九〇一）十一月二十二日に、博士の在留二十五周年を記念する祝典が、東京の植物園において開催された。文部大臣、帝国大学総長及びドイツ公使館員などが来賓として列席している。

この時の博士の演説は、医学を学ぶ日本人にとって大変に重要な科学上の心構えを含むものであった。それを以下に要約する。

ベルツの日本評価

一、西洋の科学の起源と本質に関して、日本では、しばしば間違った見解が行われている。人々は科学を、年にこれだけの仕事をする機械であり、どこか他の場所へたやすく運んで、そこでまた仕事をさせる機械と同じと考えている。西洋の科学の世界は決して機械ではなく、一つの有機体である。その成長には他のすべての有機体と同様に一定の気候、一定の大気が必要である。

二、地球の大気が、無限の時間の結果であるように、西洋の精神的大気もまた、自然の探求、世界の謎の究明を目指して幾多の傑出した人々が、数千年にわたって努力した結果である。それは苦難の道であり、高潔な人々がおびただしい汗で示した道であり、血を流し身を焼かれて示した道である。また、それは精神の大道である。この道の発端にはピタゴラス、アリストテレス、ヒポクラテス、アルキメデスの名前が見られるし、この道の新しい目標の石にはファラデー、ダーウィン、ヘルムホルツ、ウィルヒョウ、パスツール、レントゲンの名前が記されている。これこそヨーロッパ人が至る所で身に着けている精神である。

三、ここ数十年来、西洋各国は日本に教師を送り、これらの教師は、熱心にこの精神を植え付け、日本国民自身のものたらしめようとした。しかし、彼らの使命はしばしば誤解された。もともと彼らは、科学の樹を育てる人たるべきであるのに、科学の果物を切り売りする人として取り扱われたのである。

四、彼ら教師たちは種をまき、その種から日本で科学の樹がひとりでに生えて大きくなれるようにしようとした。その樹が正しく育てられるならば、絶えず新しい美しい実を結ぶものであるにもかかわらず、日本では今の科学の「成果」のみを彼らから受け取ろうとした。この最新の成果を彼らから引き継ぐだけで満足し、この成果をもたらした精神を学ぼうとしない。

ベルツは、在留二十五周年に当たり、日本人一般の持つ科学的潜在能力を高く評価しつつ、現在のように果実のみを得ようとする道を選ばず、自助努力によって新しい果実（科学）を実らせる手段を構築するべきであると断じ、真の西洋科学研究精神の継承を求めたのである。このようなベルツの精神を継承した門弟達の中に、入沢達吉、三浦謹之助、真鍋嘉一郎などの先生方がいる。

ベルツは、日本在留中に故国ドイツに三回帰国している。初回は、明治十七年（一八八四）に賜暇帰国を受けてアメリカ経由でドイツに一時帰国を果たし、翌年再来日している。

ベルツの愛した女性

ベルツの遺稿を蒐集した『ベルツ日本再訪』「エラ」（日本滞在初期の日記）の文章から類推すると、夫人ハナを知る以前に雇い入れた、外人専用家政婦（当時は「ラシャメン」と呼ばれた）「エラ」を愛し、そして裏切られ、苦悩に満ちた帰国であったらしい。ベルツ初回帰国の真の目的は判らないが、後世のベルツ研究家からは、ドイツにおいて伴侶を求めるための帰国であったものと考えられている。

なお、ベルツは明治二十一年（一八八八）に、日本人の荒井花子（二十四歳）と結婚している。そして、翌二十二年（一八八九）五月二十日に長男（トク・徳之助）が生まれ、四年後の明治二十六年（一八九三）には長女（ウタ・歌）が生まれている。その前年の明治二十五年（一八九二）八月から、翌年の八月までの間、ベルツは第二回目のドイツ帰国の旅を行った。ウタはこの旅行中に生まれたわけである。しかし、この一家の喜びは永く続かなかった。ベルツはこの最愛のウタ（二才六ヶ月）を明治二十九年（一八九六）二月に急病（重篤な腹膜炎とベルツ記載）で亡くしている。ベルツはこの時の悲しみを、明治二十九年（一八九六）二月二十八日から三月二日の日記に切々と述べている。

学問的不満

三度目のドイツ賜暇帰国は、明治三十三年（一九〇〇）八月から翌三十四年（一九〇一）九月までの一年間である。その目的は、欧米の学会に出席して日本における医学上の研究成果を発表することであった。自分が現在の医学水準から立ち遅れることに大変焦りを感じていたものと推察される。

この頃、ベルツと東京大学との結びつきがややゆるくなっていたことが、当時の日記の記述から窺われる。かねてよりベルツは、外人教師への大学側の取り扱い方に相当不満を感じていた。「学問の切り売り商人」と見做されたことに永い間我慢してきたが、自身の任期終了が間近くなり、遂に限界を超えたらしい。それは前述の勤続二十五周年記念講演においても、諸君は「新しき収穫を齎す根源の精神」を学びなさいという言葉で表現されている。

明治三十五年（一九〇二）四月二日から五日まで、東京上野の音楽学校講堂において、第一回日本連合医学会（会頭・田口和美、副会頭・北里柴三郎）が開催され、ベルツは名誉会長として参加した。この時の博士の演説の中では、今日でも重要な課題である左記のような事柄が強調されている。

このような医学会は、それぞれ専門性に偏るために多くの分科会に分散しがちであるが、医学教育の最も重要なことは、実際的な臨床面であることを銘記すべきである。それは、単に病気の治療のみにあらず、健康の助言者であり支持者・促進者であらねばならない。今は未だ専門化していない家庭医（Familien arzt）としての使命こそが重要である。この家庭医の職務は、国民の身体に関する測り知れない貴重な意義を持つものである。

と述べ、予防医学の重要性を明確に示唆している。

この医学会の三ヶ月後、ベルツは東京大学を退任している。その後三年間は、宮内省御用として在留し、明治三十八年（一九〇五）六月十日、妻花子と共に故国ドイツに帰っていった。この時、ベルツは五十六歳である。帰国後のベルツは、ヨーロッパにおいて、民俗学・人類学・考古学などの専門家として大変活躍している。

叙爵

明治三十三年（一九〇〇）五月、日本政府はベルツに対して、公的機関勤務者に与える最上位の勲一等瑞宝大綬章を贈り、その功労を称えている。また、明治三十八年（一九〇五）六月には、民間人として最高勲章である勲一等旭日大綬章を授与した。ドイツでは、同年にウェルテンブルグの国王より騎士勲章を受け、貴族に列せられた。この時よりエルウィン・フォン・ベルツとなったわけである。

ベルツは、大正二年（一九一三）八月三十一日、シュトゥットガルトにおいて大動脈瘤のため急逝した。享年六十四歳であった。

以上『ベルツの日記』を中心に、近代日本における温泉医学の曙について記した。

ベルツ日記

資料となった日記には、引用したように四種類ある。『ベルツの日記①』『ベルツの日記②』『ベルツの日記③』『ベルツの日記④』である。

ベルツの書き残した日記の原本は、昭和六年に愛息のエルウィン・トク氏が編集し出版した『エルウィン・ベルツ黎明期日本における或るドイツ人医師の生涯』である。その後これを、日独文化協会が『ベルツの日記』（渡辺正彦訳）として昭和十四年（一九三九）四月十日に岩波書店から発行した。

しかし、ベルツ博士が残した日記には、当時の日本における外交・内政及び政治・皇室などに関わる意見が各所に記されていた。それは博士のドイツ人としての見解であったが、記載の一部には当時の日本人にとっては、やや冷めた他国的評論とも受け取られた。このため、『ベルツの日記』には当局の厳しい検閲が入り、一部の記述が削除されている。日本の敗戦後、ようやく本来の内容の日記が、菅沼竜太郎訳本（またその改定・増補版）として岩波書店から出版された。

なお、近年発行された『ベルツ日本再訪』は、長男エルウィン・トク氏の「ベルツ日記編集作業」の過程で、その助力者が保管していた膨大なベルツ博士遺品資料が加えられる。そして、幾つかの経緯を経てその所有者となった中沢晃三氏（草津温泉ベルツ協会）の協力と、ベルツ博士遺稿出版委員会委員によって整理され、翻訳・刊行されたものである。

三　物理療法内科の発展

はじめに

日本近代医学の父と言われているエルウィン・フォン・ベルツ博士は、明治九年（一八六七）にドイツより来日し、二十六年にわたり東京帝国大学（東京大学）に在任していた。この間、日本医学界に数々の教訓を残している。その中で、各医学分野の細分された専門的研究も大切であるが、国民の求めている最も重要な医学は「臨床医学」と「予防医学」であり、医師は常にこの期待を自覚して研究し行動しなければならないと語られていたという。

このベルツ博士の遺訓ともいえる「臨床医学」研究の重要性を継承してきた診療科がある。それは一般に「物療内科」と呼ばれた日本で唯一の物理療法内科である。物療内科という名称は、「東京大学医学部内科物理療法学教室」の略称である。大学内部では更に簡単に「物内」で通用していた。

近年、医学部の診療体系改革があって、臓器別・疾病別診療科名等が主に用いられるため、大学病院の中では、既に物療内科は過去の存在となり、物療内科関係者及び同窓会員以外の人には物内という言葉は通用しないという。ベルツ博士の遺訓を継承し、物療内科の基礎を築いた人物は誰か。当時の臨床医学において物療内科がどのように関わってきたのか。

この際、できればこのような事柄について改めて歴史を辿り記録し、関連する問題について検索を行い、二三の所見を付しておきたいと考えた。本文が不十分な調査に基づくものであることは承知しているが、幸いにも物療内科関係文献の一部を所持していたので、これらを主に参照して記述する。

本文内容において誤謬があれば、先輩諸兄のご匡正を賜りたいと思う。また、前書きでも了解をお願いしてはあるが、登場する先生方はいずれも高名な歴史的人物であるので、付すべき敬称を略させていただいている。
諸兄のご寛恕を乞う次第である。

物理的療法

東京大学医学部における物療内科の歴史は、青山、三浦、入沢の三内科教室有志よって創立された「物理的療法研究所」（大正五年二月一日開所）に始まる。

当初、青山内科付属物理療法研究所と称せられたのは、運営経常費を青山内科の余剰金をもって充当することとなったからである。

その物理療法は、主として水治療法と簡単な電気マッサージ療法などの一般物理療法であり、外来患者も診療する。

この物理療法を最初に担当したのは、青山内科の講師となっていた真鍋嘉一郎である。

真鍋がこの物理療法を担当することになった経緯には、やや複雑な事情があった。

青山内科

青山内科と云えば、当時日本を代表する内科教室であり、門下生も多く医学界に多くの逸材を輩出している。ここで青山内科を主宰した青山胤道教授の略歴を記しておく。

青山胤道《あおやまたねみち》（一八五九〜一九一七）は、美濃中津川苗木藩藩士青山景道の三男として江戸で生まれた。

十一歳の時、平田信胤（平田篤胤の孫）の養子となって平田胤道と名乗る。しかし二年後、信胤死去に逢い青山姓に復す。

明治十五年に東京帝国大学医科大学（東京大学医学部）を卒業後、病理学教室に残り、ベルツ教授の助手となる。

翌年ドイツのベルリン大学に留学し明治二十年に帰国、初代の東京帝国大学医科大学校内科第一講座教授となった。

以来「青山内科」と称せられ医界に君臨した。

その後、明治二十五年（一八九二）からは医科大学付属病院長、医科大学校長、伝染病研究所長を歴任し、宮内庁御用掛、癌研究会会頭等も務めた大御所である。後に男爵にも叙せられている。

余談であるが、青山教授は「脚気」が食事に依って生じることを生涯認めず、細菌（脚気菌）による感染症であるとする衛生学教授の緒方正規説を支持した。陸軍軍医総監の石黒忠悳、陸軍軍医学校教官（後に総監）の森林太郎（鴎外）も同様であったが、破傷風菌の純粋培養に成功し、抗血清療法を開発して世界的に著名学者となっていた北里柴三郎は、この緒方説を強く否定した。なお、慶応の塾長となった福沢諭吉は、北里柴三郎の良き理解者であり、北里の「私立伝染病研究所」設立に助力した。

この脚気論争を結果的に解決したのは、後の慈恵医科大学創立者で当時海軍軍医総監であった高木兼寛である。高木は英国医学を基礎にして、食事改良によって脚気撲滅を成功させた。

しかし、脚気を細菌感染症と考えた陸軍は、その対策に遅れて日清・日露戦役において二十五万人もの脚気患者を出してしまった。

この脚気論争をめぐり、細菌説の東京大学派とそれに抵抗した学者達との間の軋轢は、その後も長く続いていった。

真鍋嘉一郎《まなべかいちろう》

真鍋は、明治三十九年（一九〇六）四月より医科大学副手を嘱託され青山内科に所属した。その後、助手に任ぜられたが、大学院に入るため元の副手に還った。

この副手・助手時代の真鍋が、青山教授から多大の信頼を受けていたことは間違いないが、助手就任の一年後に一つの問題が発生した。

真鍋はドイツ語に堪能で、ベルツ教授との打ち合わせなどには全く支障がなかった。また英語、フランス語なども能くし、日常会話にも通じていたという。

青山教授は、真鍋のこのような才能を高く評価し、自身も所属していたことのある病理学教室の教授候補者として留学させることを考えた。

しかし真鍋は、この教授の意向に反して、自身の臨床医学実践への願望を捨てなかった。真鍋には、思い込んだら頑としてきかない少年時代からの気風が残っている。

このため青山教授は、真鍋の留学については一時棚上げせざるを得なかった。この結果として、青山内科における真鍋の不遇の時代はしばらく続くことになる。真鍋が有給助手を退き、副手に戻ったこともこれらの関連によるものであろう。

ラジウム

この数年前、ヨーロッパでは、明治二十八年（一八九五）ドイツのビュルツブルグ大学でレントゲンがＸ線を発見、明治二十九年（一八九六）フランス人のアンリ・ベクレルはウラン鉱物の放射能を検出、明治三十一年（一八九八）にはキュリー夫妻によりビッチブレンド鉱石からラジウムが発見された。

このような大発見が相次ぐ中で、物質を透過するＸ線（レントゲン線）の臨床的応用も始められようとしていた。

真鍋はこれらの問題を採り上げ、大学院における研究テーマとした。また、理科大学の長岡半太郎博士、物理学の石谷伝市郎理学士などとの共同研究によって、各地温泉におけるラジウム・エマナチオン含有量の調査にも着手した。

既に、日本においても、物理的医学療法の臨床応用については、ベルツ教授が強く推奨していた。

三浦謹之助教授も、内科領域に電気療法、水治療法等を採用することを提唱した。また、ラジウムをモルヒネの鎮痛作用に代替応用できないかと試みていた。

青山教授は、このような情勢を考慮し、物理的療法研究のため、海外留学派遣の必要性を痛感し、先の問題はあったが愛弟子である真鍋を派遣適任者として推薦した。

ドイツ留学

真鍋は、明治四十四年（一九一一）二月に青山教授の勧めによりドイツに留学した。最初の研究地であるミュンヘンではフリードリッヒ・フォン・ミュラー教授に師事し、明治四十五年（一九一二）四月まで臨床医学の指導を受けた。

その後ウィーンに移り、一年半に亘り医化学の研究に従事した。また、帰途には、当時のヨーロッパにおいて発展しつつあった物理的療法並びに温泉医学を見学し、大正三年（一九一四）に帰国している。

この前年、間もなくオーストリア滞在を終わろうとしている時に、首都ウィーンにおいてドイツ自然科学及び医学大会が開催された。

真鍋はこの大会に出席していたが、大会事務所の前で日本人らしい人物を見つけた。懐かしい思いで近づいてみると、先方から英語で「Are you Chinese or Japanes」（貴方は中国人か日本人か）と尋ねられた。真鍋は鸚鵡返しにドイツ語で「Sind Sie Japaner order Chinese」（貴方は日本人か中国人か）と云ったが、よく見るとそれが細菌学で世界的に有名な野口英世であることがわかった。

野口英世と真鍋

真鍋は、そのことが奇縁となって、野口がミュラー教授からミュンヘンでの講演依頼を受け、また、個人的な賓客として家庭に招待される仲立ちを演じた。野口とミュラー教授という東西二人の著名な学者を引き合わせることになったわけである。

真鍋は帰朝の途上アメリカの医学施設見学の仕事があった。イギリスからアメリカに渡り、ロックフェラー研究所に野口を訪ねた。

受付に名刺を出し面会を求めると、取次の者は只今博士は実験中であると云い、素気無く断ろうとした。しかし、真鍋が四時間でも五時間でも待つ構えを見せると、しぶしぶ取り次いでくれた。

野口は真鍋と聞いて片手に顕微鏡標本を持ったまま飛び出してきた。博士は「よく来てくれたね」と喜び、明日自宅に来てほしいといい名刺を渡してくれた。

翌日から二日間、真鍋は野口夫妻（夫人はアメリカ人）の歓待を受け、夫妻と共に大学・病院を歴訪し、至る所で歓迎された。また、近辺の景勝地も案内してもらった。

ニューヨークには四ヶ月ほど滞在して主要な見学を果たした。この間、野口には色々な面で世話になっている。

後の話であるが、大正四年（一九一五）九月五日、野口が十六年ぶりに故国に帰朝した際、船が横浜埠頭に着くと、大勢の出迎える人々の中に真鍋の姿があった。

野口は船から駆け下りて真鍋の手を固く握り、「君もわざわざ来てくれたのか」と目に涙を光らせたという。野口はこのように感激性の強い人物でもあった。

真鍋は、野口の研究者としての成功について後年次のように述べている。

　野口博士の成功した所以は、全く彼の努力にある。一にも二にも努力である。その努力の源泉は、彼の感受性にある。努力して或ることに成功すれば、そこに強い喜びが生まれる。何度失敗してもその喜びを求めてまた懸命に努力する。この連続が彼を成功者に導いたのである。

真鍋がこのように明快な評価を行っているのは、多分に真鍋自身の類似性を裏付けているものと推定できる。日本においての野口は、学歴は殆ど無いに等しい。卒業者とはなっているが実際には「済生学舎（日本医科大学の前身）」に半年ほど籍を置いただけである。しかし努力の結果、世界的な細菌学者となり、三度もノーベル賞候補者になっている。真鍋はそんなことには無関係に努力の人として終生尊敬していた。

物理的療法研究所

真鍋は、大正三年（一九一四）に帰国した後、「物理的療法研究所」を担当した。そこでは青山内科新入医局員の臨床指導を担当する任務も課せられている。

開所に当たり、研究所の新医局員には、青山、三浦、入沢内科への新入教室員から募集したがなかなか集まらず、実際に入局した者は、殆どが青山教授の命令による新入教室員であった。自ら率先して研究所に入所する有志はいなかったわけである。

そのような状態にもかかわらず、真鍋の医局員指導は大変厳しく行われた。水治療法などにおいて、相手の行動が気に食わない場合には、怒号や罵声が廊下にまで響き渡ったという。

真鍋は、貧弱ではあるが、この新しい物理的療法研究所を、成功させるべく懸命であったことがわかる。また、最初に副手として真鍋の指導を受けた数名の入所員は、いずれも喜んで真鍋の強烈な薫陶を受けていた。

ドイツで真鍋は、質問されたことに正確で合理的な答えを返さないとき、ミュラー先生からよく「Sind Sie doch Doktor」（それでも医者か）と背中を叩かれたと云っている。

それはいつの間にか、真鍋流（物療式）指導法の中にも取り入れられ、所員の言動が正確・合理に外れる場合には真鍋から「それでも物療の医者といえるか」と仮借なく怒鳴られた。

但し、その後で真鍋は必ず相手に詳細な説明を行って真理を納得させている。これが真鍋流の信望を高める所以となっていった。

名物外来

真鍋は、物療を主宰する傍ら週二日は伝染病研究所にも通い、外来診察及び入院病棟も受け持った。当時の伝染病研究所付属病院長は二木謙三博士であった。

伝研附属病院でも真鍋流の医局員指導は変わらなかった。中でも当時あまり普及していなかったレントゲン学の講習は大変画期的であり、電気学、機械学などの知識も含めて説明する彼の該博な講習には、他の医局員達も争って聴講した。

真鍋の外来診療には「真鍋の外来」という名称が付けられていた。それは、真鍋が患者の診療に対して、時間的概念を全く考慮しなかったことに由来する。それは「診療は患者の利益を第一にする」という真鍋の診療信念を表現している結果とも云える。

一定の合理的な結論を出すまでは時間の観念を捨てて取り組む、その熱心な診療態度には、患者をはじめ職員から畏敬の念を持って迎えられ、医科の名物外来とされたのである。

午前外来後の掃除が、午後の外来開始に間に合わないと愚痴る小使も「真鍋先生にはかなわない」といって諦めていた。

真鍋は、食堂で助手や副手と同じ飯櫃から同じ賄のものを食べた。後年、教授になってもそれは続けられている。食事の後に、吶々と語る真鍋の雑話には、皆が悦んで耳を傾けた。話の中には、先輩教授連に聞こえを憚るような腹蔵のない毒舌や意見もあったが、それは決して筋を曲げない彼の性格に基づく直言であった。「大久保彦左」の異名が付いたことも耳にしていたが一向に構わなかった。

このような真鍋の信念と行動を理解するのには、かれの幼少時代の生い立ちを知る必要がある。以下に伝記『真鍋嘉一郎』を基にその要所を抜粋して記載する。

生い立ち

真鍋嘉一郎は、明治十一年（一八七八）八月八日、愛媛県新居郡西条町大字常心千二百四十番地において、父虎吉、母ますの長子として生まれた。

父虎吉は、福本氏の出であるが、真鍋家を継承するため養嗣子に入った。真鍋家は、西条藩（藩主松平頼邑）の下級武士であった。嘉一郎は、幼くして父虎吉を失い、母ますの一手で育てられ、ますの兄日野徳太郎の世話になって成長した。母系の日野氏は、西条藩分限帳「根元録」によると、七代目藤右衛門好古が西条藩に出仕している。好古の男良之助胖が日野三楽で、三楽の孫女が母ますである。

また、大著述『西条誌』（二十巻）を編纂したのは、大曾祖父の八代目暖太郎和煦（醸泉）である。日野氏の血統を受け継いだ嘉一郎は、生涯これを内心の誇りとしていたという。

嘉一郎は、生まれ故郷を愛し、敬神崇祖の念に厚い少年であった。殊に西条町の鎮守伊曾乃神社を崇拝していた。それは後に立派な医学者となっても同じであった。帰省した時には必ず神社に参拝してから改めて人に接したという。また、幼時から郷里の風物は世界一だと云い、頑固に撤回しなかった。言い出したら聞かない負け嫌いは少年時代からの性癖で、年と共に増していった。嘉一郎の負け嫌いは、碁や将棋の勝負事にも現われ、負けると相手を爪で引っ掻いたりした。

少年時代から向学の志が高い嘉一郎は、西条の高等小学校を終え、思いやりの深い叔父日野徳太郎の支援を受け、明治二十五年（一八九二）の陽春、志を抱いて松山中学校に進むことができた。

夏目漱石と真鍋

嘉一郎は几帳面な性格を持っていた。一日の行動計画を建ててそれを必ず実行した。勉学では予習復習を欠かさずに行い、夕食後には決まって一時間の散歩をし、遅くても十時には就寝した。嘉一郎の正確で合理的な性質は、このように少年期から育まれていた。

嘉一郎は、学校では並はずれた勉強家であったので常に級長であり、特待生となっていた。また、級友から人望もあって餓鬼大将的な面もあった。

当時は生徒の間に新しい先生が赴任すると、授業中に難問を持ち出して返答に困らせる風習があった。このたび夏目という先生が来るので、これも試してやろうということになり、嘉一郎がその役を引き受けた。

新入りの先生が受け持つ授業の前の日、テキストとなっているワシントン・アービングの『スケッチブック』について、イーストレーキ・柵橋一郎訳のウエブスター英和辞書を丹念に引いて訳文を用意した。

翌日の授業で、新任の夏目先生は悠々とこの文章を訳読していく。すると、二カ所に嘉一郎が辞書で引いたのと違う訳語があった。

嘉一郎は、待っていましたという意気込みで、いきなり起立して「先生違うぞな、もし」と大声で叫んだ。夏目先生は「何が違うか」と嘉一郎を見た。

「先生のここの訳はイーストレーキ・柵橋一郎の英和辞書と違うぞな」と得意になって云った。

すると夏目先生は、「あゝそうか、それは辞書の誤植か、著者の誤解だ。おれの云うように直しておけ」と云い、平然と続きの訳読を続けた。

この夏目先生の態度に嘉一郎は驚いた。それまで、辞書というものは大変権威のあるもので、間違いなどは無いものと堅く信じていた。この先生はその辞書を直しておけという。

夏目先生は、英語の先生であるが羽織袴の和服だ。教壇ではいつも机に頬杖をついたままで、右手の鉛筆を振りふり静かな声で講義する。美しい声と言葉だ。語義の解釈も緻密で、読んで英語の味が判るようでなければいかんと云う。発音も間投詞や疑問符に抑揚を付け、教え方が実に微に入り細に入りで、時間を掛けても生徒に英語の持つムードを解らせようとした。

嘉一郎は、初めて英語の魅力に触れた思いであった。後年、夏目先生の授業体験が常に語学習得の向学心を支えたと嘉一郎は語っている。

この夏目先生が、後の文豪夏目漱石（金之助）であることは言うまでもない。漱石の『坊ちゃん』は明治三十九年（一九〇六）四月「ホトトギス」に発表され、翌年『鶉籠』（春陽堂刊）に収録された短編小説である。

坊ちゃんに登場して

『坊ちゃん』には、先生と生徒とのやり取りで、前記とはやや異なるが似たような場面が記載されている。

教場へ出ると今度の組は前より大きな奴ばかりである。…一番前の列の真中に居た、一番強そうな奴が、いきなり起立して先生と云う。そら来たと思いながら、何だと聞いたら「あまり早くて分からんけれ、ゆるゆる遣って、おくれんかな、もし」と云った。

おくれんかな、もしは生温い言葉だ。早すぎるなら、ゆっくり云ってやるが、おれは江戸っ子だから君らの言葉は使えない、分からなければ、分かるまで待っているがいいと答えてやった。…

只帰りがけに生徒の一人が一寸この問題を解釈をしておくれんかな、もし、と出来そうもない幾何の問題を持って逼ったには冷汗を流した。

仕方がないから何だか分からない、この次教えてやると急いで引き揚げたら、生徒がわあと囃した。その中に出来ん出来んという声が聞こえる。箆棒め、先生だって出来ないのは当たり前だ。…

右の文章は漱石の創作であるが、その言葉のやり取りには嘉一郎との問答がモデルとなっていた可能性がある。小説『坊ちゃん』においては、この主人公先生は数学の担当ということになっている。また、英語の教師は顔の蒼い「うらなり」の古賀である。

東京帝国大学文科大学英文科卒業の漱石が、松山中学校で英語の先生であったことは事実である。漱石が、嘉一郎との英文解釈問答をモデルにしたとすれば、嘉一郎が漱石の頭に強い印象を焼き付けたことの証拠になろう。後の話になるが、昭和十四年（一九三九）六月八日に、東京大学医学部本館大講堂で、「真鍋教授退職記念祝賀会」が開催された。友人代表で祝辞を述べた長与又郎博士は、漱石との遣り取りの話を持ち出し、「ゆるゆる遣っておくれんかな、もし」のセリフを真似して満場の爆笑を誘っている。

嘉一郎は『坊ちゃん』のバッタ事件についても、何等かの関連があったのではないかとされている。しかし、それを問われても真鍋本人は只笑っているだけであったという。

物理療法研究所

大正六年（一九一七）十二月二十三日、青山内科を主宰する青山胤道教授が急逝した。医科大学にとって、青山内科の存在があまりにも大きかっただけに大きな衝撃となったが、翌年に入り、青山内科の後任教授には九州医科大学の稲田龍吉博士が選考され、稲田内科と改称されることになった。

大正七年（一九一八）六月一日、青山内科の廃止に伴い、青山内科附属物理的療法所は、独立して大学直属の「物理療法研究所」となった。

研究所の構成員としては、主任講師に真鍋嘉一郎、助手は井上文蔵、副手には石川憲夫他若干名、専属看護婦長心得一名、看護婦数名、従来からの雇い小使三名、有給術手二名、志願術手数名のスタッフである。

新医局の中には、伝染病研究所から真鍋に随って物療入りした者が数名いた。また逆に研究所から稲田内科に赴く者も数名いた。

研究所独立に際しては、日立鉱山の経営者であった久原房之助氏より、二階建て新病室（二十～四十病床及び附属浴室等を含む）が寄付された。

病室は、本郷警察署寄りの大学南門側に建築された白い清楚な建物であった。

このような篤志家の援助もあって、三内科とは別に一般内科患者、物理療法の必要な患者の外来診療及び入院治療が開始された。

この研究所には、当時の医療における時代背景として、新医療技術のレントゲン診療及び物理療法が注目されていたこともあって、大学内部のみでなく外部からも多くの医師や医療関係者が物療の指導を受けに参集した。

真鍋は常に医局員に対し「医学の最後の目的は治療である」という信念を植え付けるように努力した。このような真鍋の臨床家としての診療態度に、医局員は強い信頼感を以って追従した。

医局を主宰する真鍋の武士道的精神による礼節と、世俗を超越した時間的観念による自由な気風は、一種の「真鍋道場」とでも云える存在となっていった。

山高帽

真鍋は、通常の外出の際にも山高帽を被ることにしていた。また、病人を診察する時に暑い日でもネクタイを外したことがなかった。

何人にも礼を以って接するという彼の流儀を実践していたわけである。また、ドイツ留学中、彼の師事した先生の影響でもあるらしい。

現在残されている大正十二年（一九二三）撮影の臨床講義写真においても、着用しているシャツはフォーマルな立カラーである。

しかし、真鍋と云う人物の全体的な印象は、いわゆる謹厳実直な堅物のイメージではなかった。

或る時、弟子の一人が「先生、山高帽をいつも阿弥陀に被っていられるのには何か謂れがあるのですか」と聞いた。真鍋はその無遠慮な質問にやや戸惑っていたが、「僕はこれでも水平に被っているんだ。君等のように被れば先が見えない」と答えた。彼は自身の猫背に適応して阿弥陀被り（阿弥陀仏の光背の如く、帽子のツバを広げて持ち上げるように後頭部に乗せる被り方）にしていたのである。

ある日のこと、医局の抄読会が遅く終わった午後七時頃、急いで帰る猫背で山高帽の男が、伝研前のパン屋に駆け入り、餡パンを十銭ほど買っているところを医局新人の古森と小島の両人が見つけた。

それからしばらくして目黒から省線電車（山手線）に乗ったところ、車中でパンをモグモグと食べている真鍋を見つけた。「行って挨拶しようか」と迷っているうちに、真鍋は代々木でそそくさと降りて行った。

二人は真鍋のこのような型破りの一面を垣間見て、指導に当たり仮借なく怒鳴っている人物も、普通の人間と違いないことがわかり、急に親しみを感じたというエピソードもある。

この独特な雰囲気を持つ物理療法研究所は、その後、大正十五年に内科物理療法学講座として新教室が設立されるまで続き、真鍋の不遇の中における長い隠忍自重の時間がゆるゆると経過してゆくのである。この時代が後世「真鍋の苦節十年」と称されることになった。

内科物理療法学教室

大正十五年（一九二六）七月一日に、勅令を以って「内科物理療法学講座」が成立し、教授一名、助教授一名、助手四名の定員が定められた。勿論、真鍋嘉一郎が初代教授に就任した。

ここで、新しく設立した内科物理療法学講座について少々経緯を説明しておきたい。

この講座は、内科を経とし物理療法を緯とする講座であるとされているが、この新しい概念の講座設立に際してはいくつかの問題があった。

第一に、文部省が帝国議会に講座設立案を提出するまでには、予算に関連する官界からの抵抗があった。

また、この講座は真鍋個人の擁護であるとする法制局からの横槍や、議会における政友会側議員の反対者などが現れた。

しかし、積極的に真鍋を応援する某文部政務次官の尽力もあって、この講座設立は真鍋一個人の擁護にあらずと判断する大方の議員の賛成によって、幸いにも帝国議会を通過することができた。

第二には、大学内部においても、物理療法学講座に内科名を付すことにかなり反対があった。

学内では、単に「物理療法学講座」として独立するのであるならば可能として、以前から医学部長を通じて真鍋に相談があった。内科講座を変則的に増設することに異論を持つ教職員もいたらしい。

しかし真鍋は、物理療法は内科治療法の一部であること、また、先進ヨーロッパ各大学では内科講座に物理療法を組み入れていること、更に、医局の将来の発展を考えると、講座の頭に「内科」の名を付すことが絶対に必要であるとし、それを設立申請条件として主張してきた。一度言い出したら頑としてきかないのは幼少期からの性質である。

この真鍋の主張を理解する人々、俗に云うところの「真鍋信者」は、学内、政界、財界、官界には大勢いた。

その多くは、以前から真鍋の学識と心身を傾けた診断治療を目の当たりにしていた人々、または、真鍋の診療によって生命を助けられた人達などであった。

厳しい風当りにもかかわらず帝国議会を無事通過できたのは、これら各方面に活躍する人々の強力な支援があったからであり、それは、偏に真鍋の仁徳に帰するものである。

ここで、東京大学内科物理療法学教室業績集（明治四十一年〜昭和四十年三月まで）に基づいて、真鍋先生（以下真鍋と略す）の雑誌掲載論文・論説及びその他の発表資料（講義録・講演記録等を含む）を回顧し、現代に継続されている興味ある事項を採り上げて考えてみたい。（参考文献『東京大学医学部内科物理療法学教室50年史』物療内科同窓会・一九六六年二月発行）

真鍋の業績

教室業績集に掲載されている真鍋の初期の論文には、明治四十一年（一九〇八年）にウィーン臨床週報に投稿した血清学的な研究、および第四回日本内科学会会誌第四回に掲載されている「ミキソエデーム患者供覧」などがある。

真鍋がその後、雑誌や講義録に残した文章は、教室資料の範囲では前述論文を含めて八十二編となり、その専門別内訳は、

アレルギー・血清関連二、温泉関連八、運動器疾患関連三、感染症関連五、肝臓関連一、結核関連二、循環器関連二、消化器関連七、造血器リンパ組織関連三、神経系関連二、診断技術検査法関連二、代謝関連一、内分泌関連二、泌尿器関連三、放射線関連三、物理医学・リハビリテーション関連十五、リウマチ・膠原病関連一、その他が二十である。

右のように真鍋の文章は、凡そ医学全般の分野に広がっていることがわかる。

その上位割合は、「その他の文章」二十四・四％を除くと、「物理医学・リハビリテーション」が十八・三％、「温泉」が九・八％、「消化器」が八・五％、「感染症」が六・一％である。

物理医学・リハビリテーション関連においては、「理学的療法応用の範囲、鉱泉および気候療法における理学的要素の意義、潜水病について、潜函病治療法に関する新知見、理学療法、疾病と気象、医学における電気の応用、日本の気候および気候療法、医療用電気機械、チックツアック（ママ）療法（交代）療法について」などの文章がある。

放射能泉

真鍋の温泉関係論文は、理学士石谷伝市郎との共著が四編あり、ドイツ留学前年の明治四十三年（一九一〇）から留学中の明治四十五年（一九一二）までに、数学物理学会会報に掲載されている。

これらの温泉論文は、恐らく真鍋が留学する以前の研究データを纏めたものであり、留学中の投稿論文については石谷伝市郎を通じて関連会報に投稿されたものであろう。

真鍋は、これらの研究論文の中において、日本で最初に放射能泉の存在を証明した学者という名誉を得ることになる。その中で一般的に引用されているのは「飯坂・岩代温泉の放射能」と題する論文である。この論文内容は以下のとおりである。

第一に温泉の位置関係、第二に実験日（明治四十三年十一月六〜十五日）及び泉効計による温泉水の放射能測定法について(Bubblng method: Fontactoscope of C.Engler and H.Sieveking. Value of maximum curret; by the data given by W. Duane and A. Laborde.）第三は複雑な計算式によるラジウム・エマナチオン拡散値の補正、第四は測定結果表。

その測定結果によると、この地域の温泉におけるラジウム・エマナチオン（ラドン）の含有量は、全体的に低い数値であった。

これらの測定範囲では滝の湯（硫黄泉）が最も多く、（121 Em. in 10^{-12} Curies per Litre of Water）、次に金滝湯（食塩泉）に多い。（111 Em. in 10^{-12} Curies per Litre of Water）

その他、波来湯、鯖湖湯、小滝湯、赤川湯、赤川端湯などは、鯖湖湯の近辺に在って古来より飲料水として使用されているMitarase-Well（御手洗瀬井戸か）のエマナチオン含有量以下の数値であった。

物療内科の進展

実際に確認はしていないが、東京帝国大学が紀元二六〇〇年記念として編集した『東京帝国大学学術大観』という出版物があったらしい。この出版物に載せるため、物療内科教室の概要を述べた草案が真鍋によって執筆されている。この原稿は後に「東京大学医学部物理療法学教室五〇年史」の中に残されている。

この文章は、教室の創設、発展の概略が詳細に記されていて、内容は教室機構の変遷、施設の増改築、教室の業績、そして全体の綜説である。そのうちから業績についての部分を以下に略述する。

一　物理的療法研究所創設当時から、レントゲン診療および物理的療法の啓発時代においては当教室が中心となりその普及及び指導に努めてきた。各大学、病院における施設の顧問となり研究者の指導に当たり、陸海軍ならびに鉄道当事者の留学を容れ、講習、講義などにより医師、学生にその知識を普及してきた。実地診療においては、今までの治療法では不可能な症例に就いても治療の実果を漸次増加させて、診療界に貢献するところ少なからざるところがあった。特に病症診断には努力を傾注し、診断の近似効果も益々認識されている。物理療法の一部である温泉療法、気候療法の未開発領域の開発、啓発進歩等の端を開いたことも教室の存在感を高めた。

二　大正六年当研究所開始後、胃疾患研究において胃梅毒の発表を行っているが、これは梅毒性胃疾患の嚆矢とされている。また、真鍋は胃潰瘍の治療に重曹の慣用は有害であるとの見解を唱導し、その後、重曹以外の中和剤案出応用の動機となった。

三　大正七年千葉県北条において農商務省技手が潜水夫病にかかり、その治療に再圧反復療法を行い効果があった。その後、大正十三年の関東大震災発生において架橋潜函作業に際する潜函病治療及び予防に規矩を示すことに役立ち潜函作業の進歩に貢献することができた。

四　大正七・八年より十一年に亘る酵素作用に関する研究発表は新知見を学会に示した。大正九年には電気療法に関して、実験を基礎としたルゾック氏電流の実地応用を発表して治療界に新機軸を提供した。

五　昭和七年肝臓に関する研究において、バセドー氏病の肝障害研究はその嚆矢をなした。また、肝臓保護には葡萄糖注射が必須であることを治療界に示した。化学的方面ではアミノ酸化学の研究に傾注した。血清学方面においては補体第四成分を基礎とし付帯する数多の知見を検出し、血清診断の改善に寄与した。アレルギーの研究では大正十五年に初めて米杉喘息の本態は気状アレルゲンであることを提唱した。

六　温泉に関する研究は本来当研究所の使命であり、本邦における「ラジウム」の最初の研究施設であることから、この方面の開拓に努力している。また、昭和九年から本邦独特の酸性泉の研究は教室員総掛かりを以って精進し、酸性泉応用の学術的根拠を闡明にした。なお、温泉研究は将来当教室の使命として益々その領域を広める方針である。気候療法は教室の使命の一部であるが、昭和十四年以来気象学者の参加協力により、漸次新知見業績が発表されている。

七　現今治療学の領域は益々広大し、環境療法が重要な時代となっている。温泉気候療法等の研究もまた発展するに際し、当教室の先任教授（真鍋）深くその方面に意を注ぎ、現教授（三澤）に至り益々その実績を挙げ、既に温泉学においては本邦に有数の権威者として目されている。

殊に学界においては日本温泉気候学会の組織に参与し本部を当教室に設け、該領域における研究および指導の重鎮たるべき地位を占めている。（以上昭和十五年十一月付真鍋原稿より抜粋）

退職記念祝賀会

昭和十四年（一九三九）六月八日四時十五分、医学部本館大講堂において、三浦謹之助博士の司会のもとに真鍋教授退職記念祝賀会が開会された。（当日二ヵ所で行われたものか文献『真鍋嘉一郎』では祝賀会場が東京会館となっている）祝賀会は先ず平賀総長、石原医学部長の祝辞があり、次いで行われた友人代表長与又朗博士の挨拶では、近代名句集に載せられた「炭焼きの煙を帯に咲く椿」という真鍋の句が紹介された。門下生代表として三澤教授が挨拶し、先任教授真鍋先生の健康を祈られた。

次いで真鍋の謝辞があり、その中では特にドイツ留学中フリードリッヒ・フォン・ミュラー教授の好意によって幾多の便宜を得て啓発されたこと、その感奮から日本医界刷新の大望を抱いて帰国したことを述べ、内外からの留学生に対し是非ミュラー先生の如くあってほしいと希望された。

閉会の辞は碓居博士が行い、薄暮緑樹を縫う午後七時に感銘深い記念会は閉会となった。

真鍋はこの後『中央公論』『文芸春秋』『現代』などによく随筆などを寄稿した。

昭和十二年（一九三七）『キング』四月号には「世渡り処方箋」というような角の取れた文章が載せられ、老成した人間像が窺われる。

昭和十六年（一九四一）四月二十六日には「朝の言葉」と題するラジオ放送を行っている。

その内容は「人を怨むな、失望するな、不平を言うな、不平は何処にでもある。云えば限りがない。それを征服して始めて人は成功するものである」という話であった。

叛骨的風格

真鍋は医学博士の学位も申請せず、大学の権威や国の権力に反発した発言も多かった。

蔭では大久保彦左衛門とも言われ、世間から生涯不満と反抗心とで通してきたような印象を持たれていたが、日常の表情には暗い深刻な様相は全く無かった。

むしろ患者への振る舞いは常ににこやかであった。また、賑やかなことが大好きで、日常生活では大変に楽天的な面が見られた。

東京大学教授という立場上有名人との交際も多く、またそれを煩わしいこととして避けている風情は見られなかった。簡単には断れない高位顕官、名士富豪達が次から次に真鍋の名声を慕って診療を求めてきたことも事実である。中でも浜口雄幸、杉浦重剛、新井石禅、九条武子、石原莞爾、中村吉衛門などとの医療を超えた交流逸話が残されている。

真鍋自身の話し方にはやや吃音の癖があっが、語学習得には執念を燃やして努力を傾注した。

当時問題となっていた国文の口語化や発音式の仮名使いには反対であり、反面、ドイツ語、英語、フランス語、エスペラントなど外国語を積極的に採り入れることを提唱している。学生たちにも語学力の重要性を熱心に説いた。

終焉

大学を退いてから間もなく、昭和十六年の春頃から、それまでもあった血清粘液便が多くなり、便塊も細くなっていた。自身で「アメーバー赤痢」と診断し、エメチン療法を行っていたが、注射の副作用もあって頭部の前屈、下肢筋無力症などが起こり、遂に物内に入院した。

下部消化管癌と承知していてもそれを肯定することが厭であったらしい。このようなところは一般の人間と同じで生命に対する執着の表れでもある。

以前、真鍋は患者の家族に「人間、癌と脳卒中で死ぬのは天命だと諦めて下さい」と云ったことがある。確かにこの時代では至言であったが、まさか自身がそう言われる立場になろうとは思ってもいなかったであろう。

八月九日大槻外科へ転科し、塩田名誉教授、礒居博士、物内医局員立会いの下に開腹手術が行われた。しかし、時すでに遅くS状癌腫は癒着が進行していて切除は無理であり、人工肛門造設に留まった。

以後は対症療法と苦痛を和らげるだけの延命治療が続けられたが、闘病六ヶ月の昭和十六年（一九四一）十二月二十九日午後十一時五十五分、家族や教室員の哀惜の思いの中で、真鍋の波乱の多いそして偉大な生涯が終った。

享年六十三歳。（授旭日重光章）

四　ラジウム・エマナチオン（ラドン）

マッヘとベクレル

真鍋の「飯坂温泉論文」の放射能測定値は、キュリー単位で表されているが、この実験日から三年後に発表された大正二年の内務省衛生試験所の調査記録では、ラドンの含有量をマッヘ単位及びベクレル単位で表現している。

例えば、鳥取県・三朝温泉水一キログラムのラドン含量は一七六マッヘ（二四一二ベクレル）、山梨県・増富温泉は一一七三二マッヘ（一六〇七二八ベクレル）などである。

なお、昭和十六年（一九四一）三月発行の『日本温泉大鑑』を見ると、ここでもラジウム・エマナチオンの含有は総て泉水一キログラム中のマッヘ単位（M.E.）で表わされ、泉効計・検定器もコールラウシュレーヴェンタール式フォンタクトスコープ（K.L）及びシュミット氏放射能作検定器（S.S）となっている。

放射能汚染

真鍋が飯坂温泉のラジウム・エマナチオンを測定した時代より丁度百年後の平成二十三年（二〇一一）三月、東日本を襲った大震災により、東京電力福島第一原子力発電所（以下原発という）の事故が発生した。

そこで問題となったのは周辺地域の放射能汚染である。

平成二十五年（二〇一三）七月、国立環境研究所の発表では、福島原発事故で放出された放射性物質は広範囲に拡散し、その放出したヨウ素の十三パーセント、セシウムの二十二パーセントが東日本の陸地に落ちたとの分析をまとめた。

セシウム一三四及びセシウム一三七は、主に福島県、群馬県、栃木県、茨城県土壌に落下している。福島県以外では特に群馬北部の汚染は大きいことがわかった。

このような首都圏の水がめ地域のセシウム汚染は深刻な問題である。例えば大津川上沼橋（千葉県柏市）の取水検査では、事故前の一万四千二百倍の数値となっていたらしい。

放射能の被曝量

人体の放射能被曝例として年間の実効線量（体全体への生物学的影響を測るために用いられる用量）が各種の機関から発表されている。

これらのデータを参照すると、一年間の自然環境から一人が受ける放射線の日本における平均被曝量は一・五（ミリシーベルト・mSv 以下同じ）、同世界平均は二・四とされている。自然放射線によるもので避けることのできないのは、宇宙線および地上のラドンによる放射線である。

人工起源の放射線で医療的に被曝する機会の多いものとしてはX線被曝がある。一回の胸部検診レントゲン撮影における放射線被曝は〇・一〜〇・三、胃のX線撮影一回分の線量が四・〇、X線ＣＴによる撮影一回分の線量が七・〇〜二〇である。

我が国の経験した核爆弾による放射線被曝において、爆心地から二キロメートル地点での被曝量は八一、一二キロメートル地点における被曝量が二・〇となっている。

日常生活用品による被曝では、腕時計の夜光塗料による実効線量が〇・三〜一〇、カメラのレンズ（放射能レンズ）が二〇〇〜三〇〇、タバコの喫煙が一〇などとなっている。

ラジウム・エマナチオン

真鍋の温泉関係における研究論文は前述のほかには殆どないようであるが、以下のような総説的な文章は残されている。

「日本における温泉療養の意義」実験医報・第十二年・第十三号・大正十四年
「温泉の医治効用について」日本医事新報・第四七六号・昭和六年
「温泉の利用」温泉・第六巻・第八号・昭和十年
「欧州温泉旅行談」医事衛生・第五巻・第十二・十三・十四号・昭和十年

真鍋は、右の「日本における温泉療養の意義」の中で、温泉地でのラジウム・エマナチオン（ラドン）吸入の作用を次のように述べている。

浴槽の傍らにいて温泉の湯気を吸うことにより、呼吸道からラジウム・エマナチオンが血液、組織に吸収され諸種の作用を成す。しかし、温泉地を去れば体内エマナチオンは散逸するのでその効力を失う。（ラドンの半減期は三・八二五日）従って、ラジウム温泉地に滞在することは、呼吸道から低レベルのエマナチオン作用を受けていることを意味する。

真鍋はここで人体作用についての意見を述べていない。有用と考えていたのか、又は有害性を懸念していたのか。恐らくどちらのデータも得られず、不明のままであったものと推量できる。従ってこの問題については後世に判断を委ねた状態で推移しているわけである。

放射線ホルミシス

近年において一部の学者から、天然ラジウム鉱石による低レベルの放射線を受けることにより、体内の生物活性を刺激して、細胞の活性化、抵抗力増進、発がん抑制などの有益な生体適応反応を齎すという説が起こされている。この現象は「放射線ホルミシス効果」と呼ばれている。ホルミシスの語源はギリシャ語のホルマオ（興奮する）に由来する。

「放射線ホルミシス効果」は、

第一に少量の線量被曝では人体に極大のプラス効果を持つ刺激が生じる。

第二に被曝用量を上げていくに従い人体に効果が無いゼロ相当点（ZEP：zero equivarent point）に到達する。

これがいわゆる「閾値」である。

第三にその閾値を超えると人体に有害なマイナス効果が増大するという考え方のプロセスで説明されている。

ホルミシス効果の研究者は、このホルミシス効果を、放射線量域一〇〇～二〇〇ミリシーベルトをゼロ相当点「閾値」と設定し、それ以下の低放射線影響下におけるプラス効果を評価している。

そのプラス効果は、分子レベル、細胞レベル、固体レベルにおいて、抗酸化系酵素の活性、蛋白誘導合成、適応応答、免疫細胞の活性化、細胞情報伝達系の関与、制がん・抗がん作用、放射線抵抗性の獲得、中枢神経系への刺激作用などに検証されているという。

一方、放射線被曝は、被曝線量と生体影響との関係は直線的に比例し、閾値はないとする説（ＬＮＴモデル：Linear no threshold model）がある。

この説によると、低線量域においても被曝線量に比例して健康影響があるという考え方であり、ホルミシス説によるプラス影響は考慮されない。

放射線被曝から社会的に人々の健康を守り、放射線管理を国際的に制定・規制する立場にある各種の委員会・審議会の勧告や報告は、概ねこのＬＮＴモデルを支持している。

一般に放射線と呼ばれているのは電離放射線である。放射能とは原子核が崩壊して放射線を出す能力のことをいう。また別の言い方では、電離放射線とはその経路の媒質において電離・励起をもたらす放射線である。

これに含まれるものは電子、陽子、α粒子などの高エネルギーの荷電粒子の流れ及び電磁波のうちの高エネルギーの紫外線、Ｘ線、γ線がある。

このうちＸ線は電波からγ線までの電磁波の中の一つで、一ピコメーター（pm）〜十ナノメーター（nm）程度の幅の波長を持つ電磁波である。

宇宙線・太陽風は、自然の中に生じている電離放射線で、Ｘ線装置や粒子加速器によって発生するのは人為的に生み出された電離放射線である。

放射線被曝

放射線の人体被曝には、自然被曝、医療被曝、外部被曝、内部被曝などがある。

可能な限り被曝線量を少なくすることが健康維持に有利であるとする考え方からすれば、日常の生活で受ける自然放射線による被曝は止むお得ないとして、ラドン温泉（ラジウム温泉）などの利用も敢えて放射線被曝を加重することになり、不利益と見なければならない。

なお、日常生活で受ける普遍的な自然放射線は、宇宙線と主にラドンによる地上放射線である。

ラドン

ラドン温泉の定義では、ラドン二二二の濃度が泉水一リットル中に七四ベクレル以上、またはラジウムが泉水一リットルに中に一億分の一グラム以上存在することになる。

ラドンは放射性を持つガス体である。ドイツの物理学者フリードリッヒ・エルンスト・ドルンによって元素であることが発見された。

ドルンはこれを「エマナチオン」（放射）と呼んだが、後にこの物質がラジウムから生まれることが判り、国際機関によりラテン語のラデイウスを語源とする「ラドン」と命名され、「ラジウム・エマナチオン」とも呼ばれた。このラドンは無色無臭の気体で分類は希ガスである。

ラドン被曝

ＷＨＯの機関では、ラドン被曝による発がんの危険性を勧告している。また、ラドン被曝、中性子線では低線量率被曝の方が生物影響が大きいという説もあるが、極限ＲＢＥ（生物効果比）などの影響評価について未だ問題があり、現在明確な基準はないと思う。

ラドン被爆による人体リスクの根拠となっている例としては、ウラン鉱山労働者などの肺がん発生が挙げられている。鉱山作業において、ラドン気体として呼吸器に取り込まれ、その娘核種が肺胞に付着することで放射線障害を起こすことが想定されている。

現在、ラドンによる体内被曝量は、日本平均で年間〇・四ミリシーベルト、世界平均では年間一・二八ミリシーベルトと云われている。

ラドン（ラジウム）温泉

日本における伝統的な温泉のラジウム・エマナチオン測定については、先に記述したが、真鍋が最初の報告を行っている。

即ち、明治四十三年（一九一〇）湯河原・伊豆山・熱海、明治四十四年（一九一一）有馬とその近傍、明治四十五年（一九一二）飯坂・岩代、同年城崎・但馬などである。この真鍋報告以後各地のラジウム・エマナチオン測定が盛んに行われるようになった。

時代は下って、昭和十六年発行の『日本温泉大鑑』の測定数値によると、伊豆山・赤り湯で〇・〇五（マッヘ単位：M・E『S・S検定器による測定』以下同）、熱海・高砂屋内湯で〇・二六と少ない。有馬温泉も既述の飯坂温泉と同様にラジウム・エマナチオンの含量は少なく、一の湯で〇・二二である。城崎温泉の御所湯は八・四一、柳湯が三・七四、曼陀羅湯三・〇五、一の湯二・七七、である。

温泉地と放射能

ここで社団法人日本温泉協会編の『温泉大鑑』に記載されている計測数値から、ラジウム・エマナチオン（ラドン二二二）が一定量以上検出されている主な温泉水のエマナチオン含量と、各温泉地地盤の地質調査とを参照する。これを羅列すると後尾の【資料「主要温泉地ラドン検定成績抜粋表」本書92頁参照】に示すような成績となる。

この『日本温泉大鑑』には、昭和十年頃において温泉に関連する理学、医学、衛生学、気象学、農学、工学、法学等の権威者が名を連ねている。また、医学では東東京大学前教授・真鍋嘉一郎、東京大学教授・三澤敬義、九州大学教授・高安慎一、慶応大学教授・藤波剛一の著述が載せてある。当時としては大変権威のあった専門書であった。

ラドン計測値

大鑑の成績からみると、我が国の温泉地におけるラドン計測値［マッヘ単位］の第一位は山梨県益富温泉上河原の八二八・三（花崗岩）で別格である。

以下百マッヘ以上の温泉地を挙げると次のようになる。

第二位岐阜県恵那ラジウム鉱泉湯島が二八一・一（花崗岩）

第三位鳥取県池田ラジウム鉱泉が一八七・七（安山岩）、

第四位が鳥取県三朝温泉山田区の湯で一六八・六（花崗岩）

であり、これらの温泉地ではいずれも高い数値となっている。

次に高値を示している群は、

第五位長野県鹿の湯第二号の六五・三（花崗岩）

第六位新潟県栃尾又第四号湯五六・四（花崗岩）

第七位同県村杉鉱泉薬師堂境内内湯四九・六（花崗岩）

第八位鳥取県関金珠の湯三八・六（花崗岩）などである。

次は十マッヘ台の群で、

第九位宮城県遠刈田上の湯一四・五（石英粗面岩）

第十位岡山県苫田ラジウム鉱泉一三・四（花崗岩）

第十一位北海道湯の川洗心館一三・二（石英粗面岩）

第十二位福島県母畑鉱泉上の元湯一二・〇（片麻岩）

第十三位山口県川棚青竜湯一一・九（花崗岩）

第十四位新潟県出湯洞春台の湯一一・六（花崗岩）
第十五位青森県大鰐梅香湯一〇・三（石英粗面岩）
第十六位鹿児島県出水群阿久根一〇・二（冲積層）
となっている。

ラドンと地質

地質については明確な結果が表れている。エマナチオン測定値の高い地質構成は殆どが花崗岩であり、同様に高値を示すのは石英粗面岩である。

地域全体を見ると、宮城以北は石英粗面岩地質の場所で高値であり、新潟・山梨・長野から西南の温泉地では花崗岩地質のところが高値となっている。

ラドン（ラジウム）温泉の課題

ラジウム計測値は最近のフリー百科事典『ウィキペディア』を検索すると、前記『日本温泉大鑑』の数値とはやや異なっている。

山梨県益富温泉不老閣がマッヘ単位で一二八〇〇、島根県池田ラジウム温泉六六四〇、岐阜県ろうそく温泉五五六、新潟県村杉温泉薬師寺の湯二〇四などと掲載されている。

昭和初期の測定値と現在の測定結果に相違があるのは、測定器具や測定方法、測定した温泉地の場所や測定時期などが違うため放射線強度に差異を生じるのであろう。

右の数値をベクレルに直すと、益富温泉では一六六四〇〇、池田ラジウム温泉は八六三二〇、ろうそく温泉は

七二二八、村杉温泉は二六五二である。これらの温泉地に一定時間滞在すると、人体に受ける放射線量はミリシーベルト単位で表すとどの程度の値になるであろうか。

いずれにしても放射線の人体影響についての良否は今後の課題として残されている。前にも繰り返し述べているが、このことは百年前の真鍋から現代に託されている大きな宿題でもある。

福島第一原発事故発生以来、放射能泉についての関心が高まってきている。放射能曝露への不安である。不安を除くためには、先ず放射能泉の実効放射線量を測定し、それが利用者の健康維持に安全の範囲に在ることを確かめ、一般に周知させなければならない。

すでに各地の放射能泉における泉水のラドン測定も改めて行われている。しかし、その正確な計測はかなり難しいと思う。前述の如くラジウム温泉などの泉水エマナチオン測定は古くから行われてきてはいるが、実際に泉水を利用する状況次第においては実効曝露量がかなり異なるようである。

現在の温泉施設では源泉から温泉利用施設まで、泉水はかなりの距離をパイプ移送されている施設が多く、また、中間に泉水濾過フィルターや加温施設などがあり、ラドンの減衰や周辺大気への気化が大きい筈である。

従って源泉の泉水に多量のラドン濃度を検出しても、実際に人体がラドンを吸入曝露される量は極めて少なくなることが想定できる。

高濃度のラドン量を含む泉水を大量に経口摂取する場合を除いては、一般のラドン温泉浴場入湯におけるラドン曝露量はそれほど問題にならないものと考えられる。

しかし、ラドン温泉の場合、現在の放射能に対する人々の不安をどのようにして和らげることができるのであろうか。

理想的には、一定量以下のラドン被爆量は危険有害ではなく、むしろ人体にとって有益な作用を持つこと（ホルミシス効果）が医学的に証明されることである。

しかし、それが未だ将来の課題であるうちは、各放射能泉施設において、標準的なラドン測定法によって得られる人体ラドン曝露想定量を、一定期間毎に改めて浴場別に表示することができ、その数値によって利用者の安全性が担保できれば人々は安心してラドン温泉を利用するのではないだろうか。

前述のごとく我々は地球上において宇宙や地殻によって発生している放射能を自然に被曝している。また、体内のカリウム四〇などによる内部被曝もある。

これらの放射線量は、人体に対して何らかの生物学的影響を及ぼしているであろうことは肯定できる。また、人為的に高レベルの放射線に暴露させた場合には、その程度による様々な放射線障害が発生することも既に証明されていることである。

しかし、自然放射能の一〇倍から一〇〇倍の低レベル放射線が、人体にとって良い影響を与えるという、いわゆる「ホルミシス効果」については未だ明確な根拠がない。

いずれにしてもこれからの課題は多い。

【注】

■放射線の種類

放射線にはアルファ（α）線、ベータ（β）線、ガンマ（γ）線、中性子（n）線の種類がある。α線は紙一枚でも遮蔽が可能であり、β線は数ミリ厚のアルミ板やアクリル板で防ぐことができる。しかし、γ線は透過性が強く五十センチ厚のコンクリートまたは十センチ厚以上の鉛板が必要となる。中性子（n）線は最も透過性が強く、水やコンクリートの厚い壁に含まれる水素原子によってはじめて遮断することができる。

■ベクレルとシーベルト

放射線被曝によって、体全体が受けたかも知れないダメージの合計を表す数値をシーベルトという。放射線の外部被曝や内部被曝で、実際に人体が影響を受ける線量を表す単位であり、一時間当たり何ミリシーベルトというように用いる。

ベクレルとシーベルトの関係を電球に例えると、電球の光の強さ（明るさ）がベクレルで、その光を浴びた量をシーベルトと考えることができる。光源に近くなればなるほど光線を浴びる量は多くなる。

千ベクレルの放射能があるとそこからは一秒間に千個の放射線が放出されていて、その健康影響を考える場合には結果として浴びた線量であるシーベルトを考えることになる。

ベクレルをシーベルトに換算するには、人体が浴びた放射能の量（ベクレル）に、放射性核種それぞれに用意された実効線量係数を掛けて導く。（その際、人体に吸収される経路の経口と気道では係数が異なる）

■マッヘ単位

マッヘ（Mache）単位は、オーストリアの物理学者ハインリッヒ・マッヘ（Heinrich Mache）に因んで用いられる単位で、M.E(Mache Einheit) の記号で表す。

マッヘは空気や温泉水などに含まれるラドン（エマナチオン）の単位であり、一リットルの空気または温泉水が含むラドンの電離作用による一〇のマイナス三乗静電単位（e.s.u）の飽和電流（一杯に支えられる状態の電流）の量を一マッヘという。これは一リットル当たり三六一五×一〇のマイナス一〇乗キューリーになるのでほぼ一三ベクレルに相当する。

この方法での測定値は、滝の湯〇・三三マッヘ（以下M.E.-S.S）、金滝湯〇・三一、赤川湯〇・一六、波来湯〇・一四、小滝湯〇・一三赤川端湯〇・一一、鯖湖湯〇・一一、新鯖湖湯〇・二五（M.E.-K.L）となり、やはり滝の湯および金滝湯がやや高値である。

■ラドン

ラドンには放射性同位体があり、ラドン二二二を狭義のラドンとし、ラドン二二〇をトロン、ラドン二一九をアクチノンと呼ぶ。ラドン二二二はウラン崩壊系列の放射線核種に属し、①ウラン二三四は②トリウム二三〇、③ラジウム二二六、④ラドン二二二と順次壊変してゆく。この系列の半減期は長く、②トリウム二三〇の半減期が八万年で、③ラジウム二二六の半減期は一六〇〇年である。しかし、④ラドン二二二の半減期は短く三・八日である。

これらの壊変では強力な放射性α線を放出する。壊変は更に続き、④ラドン二二二は⑤ポロニウム二一六となり、また続いて⑥鉛二一四、⑦ビスマス二一四、⑧ポロニウム二一四、⑨鉛二一〇、⑩ビスマス二一〇、⑪ポロニウム二一〇と次々に崩壊し、最終的には⑫鉛二〇八となって安定する。

この⑤から⑥、⑧から⑨、⑪から⑫ではα線を放出するα崩壊で、⑥から⑦、⑦から⑧、⑨から⑩、⑩から⑪はβ線を放出するβ崩壊である。④ラドン二二二から安定する⑫鉛二〇八までの半減期は、⑧の最短マイクロ秒から⑨の最長二十二年迄それぞれ幅があるが、④から⑫まで合計すると二十二年と約一四八日である。

■ラドン温泉

昭和二十三年（一九四八）に定められた温泉法では、ラドン温泉は温泉水一キログラム中の含有量を、ラドン（Rn）三ナノキュリー（八・二五マッヘ単位、一一一ベクレル）以上、ラジウム塩（Ra）としては一億分の一ミリグラム以上としている。

なお、一キュリー（Ci）は三七・〇ギガベクレル（GBqギガベクレルは一ベクレルの十億倍）、一マッへ（M.E.）は約一三・五ベクレルである。一ベクレル（Bq）とは一秒間に放射性核種が一個崩壊する放射能量を表す。

■花崗岩

花崗岩（granite）は石英、カリウム長石、酸性斜長石などを主成分とし、少量の黒雲母、角閃石を含む深成岩である。白、淡灰、淡紅の基質に黒の斑点が散在する岩石で、一般的には御影石として建築物、記念碑、墓石、敷石などに広く使用されている。また、石英粗面岩（liparite）は花崗岩に近い化学成分および鉱物成分を持つ噴出岩で、流紋岩とも呼ばれている。

昭和三十一年の原子力委員会月報一（四）国内核原料資源調査によれば、花崗岩の放射能強度は地域的に変化していること、石英脈およびグライゼンは花崗岩に比べて放射能強度が高いこと、また、グライゼンは石英脈に比べて放射能強度が高いという。

このグライゼンとは、花崗岩が生成過程において揮発成分などにより岩石が変質し（気成作用ともいう）石英、雲母などを含むようになった岩石のことである。

神秘な北投石

明治三八年（一九〇五）に地質学者の岡本要八郎は、台湾の北投温泉に入浴した帰りに河原で褐色の珍しい鉱物を発見した。

後にこの褐色の鉱物がラジウムを含み強い放射能を持つことが判明し、大正二年（一九一三）東京帝国大学の鉱物学者神保小虎によって「北投石」と命名された。

これとは別に、明治三一年（一八九八）桜井宏三郎は、渋黒温泉（玉川温泉の前身）において、蛍光と燐光を放つ褐色と白色の層が交互に重なる皮殻状の温泉沈殿物を発見した。

その鉱物は、大正九年（一九二〇）大橋良一によって北投石と同じであると報告された。

これらの鉱物は重晶石の亜種として含鉛重晶石とされている。大変に珍しい鉱物で、世界でも台湾台北州七星群北投街（台北市北投区）の北投温泉と秋田県玉川温泉にしかないという。

重晶石（barite）は、硫酸塩鉱物の一種で、化学組成は硫酸バリウム（$BaSO_4$）である。主に火山付近の黒鉱鉱床にある板状結晶として存在する。

北投石とよばれている鉱物は、鉛、ストロンチウム、カルシウムを含む重晶石の一種で、化学組成としては硫酸バリウムに鉛が入る（BaPb）SO_4。北投石の特徴は放射性元素のラジウム、トリウムを含んでいて大量のラジウム・エマナチオンを放射することである。

北投石は現在、台湾および日本において国の特別天然記念物に指定されている鉱物である。この貴重な霊石とも云える北投石は、正に地球からの贈り物である。

前述の繰り返しになるが、ラジウム・エマナチオン（ラドン）はラジウムから生まれる放射性元素で、ラジム二二六からはラドン二二二、ラジウム二二〇からはラドン二二〇となり、いずれも大気中に放射されている不活性ガス状の単体である。ラドン二二二の半減期は三・八日、ラドン二二〇は五六秒と半減する時間は短い。

研究者によると病的変調にある細胞、繁殖中の病原性細菌などは健康細胞に比べてラジウムの影響を受けやすく（特異感受性）、選択的にその部位にのみ放射性の作用を与え、患部の迅速な根治的治療が期待されるという。

病的変調が存在する人々、特に不治の病とされている疾病を持つ場合には、このラジウムの作用を持つ効力に大きな期待をかけるであろう。

そして半減期の短いラジウム・エマナチオンの恩恵を受けるためには、その霊妙な気の立ち上る場所に自身の身体を曝す必要がある。

秋田県焼山西側山麓に位置する玉川温泉中岡東側にある蒸気卓越地域近傍では、この放射性希ガスを受けるための岩盤浴が、多くの人々の厚い願いを込めて行われている。

この神秘的な北投石の持つエマナチオンは、人々へ天然の恵みを与えているのであろうか。

五　温泉療養の実践的指導者

西川義方《にしかわよしかた》と「青本」

エルウィン・ベルツ、真鍋嘉一郎などの活躍によって日本の温泉はようやく医療・療養の手段として再認識されてきた。その中で温泉療養の実践に大きな役割を果たしたのが西川義方博士（以下西川という）である。

西川が、医学を志す学徒にとって最も印象深いのは、彼らが常に持ち歩いている通称「アオホン・青本」と呼ばれる『内科診療の実際』（南山堂刊）という内科ハンドブックである。この本の表紙が青いのでアオホン（以下「青本」という）といって親しまれてきている。筆者がいま手にしているのは昭和四十年（一九六五）一月改訂六十五版の総革装であるが、背表紙を除き裏表は青である。

次に「青本」の特徴は、各紙面に寸分の余地もなくギッシリと籠められた貴重な専門情報である。例えば目次のページの下欄にはそれぞれ各種の薬草、学名、薬効、用量などが細かく載せてある。表紙の見返しには、温度（C・F）対比、緒方洪庵翁抄訳フ氏（フーヘランド）医戒の二項まで、薬液の滴数表、日用量薬器（刀尖、茶匙など）のグラム数、ミリリットル量が表示してある。つまりパット見て以上の情報が一気に視野に飛び込んでくるわけである。

現在の電子辞書やスマートホン類などよりもずっと使い勝手がよく、視覚的にもはるかに優れている。

この「青本」の比類のない濃い内容と、これ以上使いようのない合理主義的な紙面の徹底活用法に、誰もが著者の西川に畏敬の念を抱いたのである。

鉱泉療法と温泉療養地

西川義方（一八八〇～一九六八）は和歌山県の出身で東京帝国大学医学部卒業の内科学者である。日本医学専門学校、東京医科大学などの教授を歴任し、宮内省侍医を務め、大正天皇を診察されている。

著書は多数に有るが、「青本」の他温泉関係では『温泉須知』（診断と治療社）『温泉と健康』（南山堂）『温泉言志』（人文書院）『温泉読本』（実業之日本社）『厚生温泉学』（南山堂書店）などがある。

さて、「青本」（改訂六十五版）の温泉関連事項は第六編理学的療法（物理療法）の第九節療養地療法、鉱泉療法、療養泉療法、湯治に記載されている。

西川はこの節の冒頭で鉱泉療法についての独特な考えを述べている。以下にその概要を私にまとめて列記する。

一、日本には約一千に近い鉱泉場があり、そのうちの六五六カ所（泉数一〇五四）は温泉である。これらは何等の燃料消費を伴うことなく、無菌的・衛生的に滾滾と湧き続けている。之を社会厚生的・実地医療的に利用すべきであることは論を俟たない。

二、鉱泉とは地中から湧出する泉水で、多量の固形物質、ガス状物質または特殊の物質を含む。鉱泉中特に治療の目的に供されるものを療養泉という。国は「温泉の定義」（温泉法・昭和二十三年）によって別に泉質・温度等を定めているが、泉温については人類の不感温度（約三六度）を標準にしたいと考える。

三、日本には温泉はあるが、温泉地はない。日本には鉱泉はあるが、鉱泉地はない。「農民、漁民に温泉を与えよ。疲労困憊の都市民に温泉を与えよ。是は五十年来不断の吾が悲願である—義方」

四、温泉は疾病予防・疾病治療・機能回復などの作用がある。それは泉水の温熱療法、塩類成分ガスによる理化学的療法および生物学的療法、転地による気候療法、清閑な環境に身を置く環境療法、地方特有な食品による食養療法、心身の休養・交遊・娯楽・運動等による精神療法であり全体の総和である。

五、医師は病者の体質、疾患により我が国古来の民間経験をも参酌しつつ、之に適した泉質、療法、気候医学、衛生設備、療養公園、療養散歩道、療養歩廊、療養演劇、療養音楽、等の運動娯楽の設備、施設費用、交通手段等を考慮して適泉・利用地を選択するべきである。また、最も希望したいのは温泉利用地域に練達な泉医（現在の温泉療法医）が常在することである。

右項目中の第三で、西川は「日本には温泉はあるが温泉地」はないと云い切っている。これは恐らく日本人の温泉利用法が、昔から主に入湯による医治効果を求めてきたことに関連があると思う。西川の頭には、歴訪記憶の中にある温泉療養地の整備されたドイツのバーデンワイラー温泉、ヴィスバーデン温泉、英国のバス温泉、チェコのマリエンバード温泉、同フランツェンバード温泉などの温泉地の施設・風景が浮かんでいたのではないだろうか。

ヨーロッパの温泉は、古代ローマ帝国時代から温泉地全体が整備されてきている歴史がある。各温泉地はその地方の気候、風土、動植物等に合わせて国家的に自然環境が整えられ、施設の利用規約が合理的に制定されて来ていた。日本では昭和二十九年に初めて酸ケ湯、岳、日光湯元、四万、下部、内村、湯峯、川湯、三朝、湯原、湯来、俵山、雲仙などが「国民温泉指定」となっている。

西川が四項に述べている様に、温泉地は温泉を中心にした総合施設である。但し日本人は入り湯を好む。しかし単に浴治療法（入り湯）にのみ意義があるわけではない。

飲泉療法

日本人の好みに合わないのか日本の多くの温泉学書には「飲泉療法」の記載が少ない。『温泉療法』（三澤敬義著・南山堂・一九四四）が三頁を割いている程度である。

しかし西川の「青本」には「鉱泉は希釈された薬物の活性溶液」であると記し、かなり詳細に説明してある。

この中で西川は「温泉は一種の生体洗浄である。飲用は消化管の炎症性産物を除き、吸収された後は身体組織内の老廃物と共に腎臓を通して排泄される」と述べている。

「飲泉」は腸内の細菌叢《そう》環境に化学的生物学的な何等かの影響を与え、飲用した鉱泉の泉質によってはその腸内細菌組成上の役割を改変させ活性化させて、生体に有利に働くことを想定していたのではないだろうか。

つまり、泉水は消化管内の不要となった細菌類を一掃して、腸管内環境を一度リセットする役割を期待していたものと考える。

これは「断食」が消極的な腸管内の本来環境復元作用であるのに対し、「飲泉」は積極的な本来環境復元作用をもつという考え方である。ここで云う本来環境とは個人の生まれながら個別に有する腸管細菌叢環境という意味である。

「青本」初版出版の十一年後、西川は『温泉と健康』（南山堂刊）を書いているが、その第五章において「飲み湯」については九頁を割いて記載している。

バーデンバーデンの飲泉所、カールスバード噴泉の飲泉療法所、ナウハイム温泉の飲泉療法所、ウィスバーデン温泉の飲泉泉源、ピルモント温泉の飲泉所と歩廊などの写真も載せてある。

なにしろ通常の「飲泉」は相当の時間をかけて飲むこととされている。一口づつ徐々に飲む。ヨーロッパでは飲泉所の広間に椅子が並べられ、大勢で音楽を聴きつつ談笑しつつまた散歩したりしておもむろに飲む。

このような飲泉風情は我が国の国民性にあまり合わない様で、大体の人はビールを飲むように皆一口にコップを明けてしまう。

西川は次のように述べている。

飲み湯は本邦では今日盛んではない。注意して奨励または復興したい。飲み湯を為すときには泉質の選択、鉱泉成分の分析表が大切である。温泉の成分については時々分析を重ねて泉質を明確にするべきこと。鉱泉の保護と清潔・衛生に注意すること。飲み湯はできるだけ湧出口においてなすべし。運搬、貯蔵せるものは効果が減弱している。食前半時間、または空腹時がよい。午前六時から八時ごろまでを良とする。但し、砒素、沃度、臭素泉は食直後に飲用する。鉄泉だけは一日数回に分けて少量づつ服用する。鉱泉は希釈した薬物であるから分量などは医師の指示に従う事。快温は五十℃から六十℃である。飲泉後は三十分から一時間を経てから食事を摂る事。飲泉治療は通常三週間である。

「青本」には放射能泉の飲泉法で、一リットル千マッヘ以上が有効であるとし、一日に二千、三千、五千マッヘを飲泉するとしている。また時に三万から百万マッヘを用いることがあるとも述べている。

なお、放射能泉の吸入法ではエマネイティブ空気一リットル中少なくとも十から二十マッヘ含有のことと記載してある。

ラドン効果

最近行われた「医学水文学気候学国際学会第三十九回学術大会（World Congress of International Society of Medical Hydrology and Climatology：ISMH）」（二〇一四・五・十一～十四、京都）の「セクション5・ラドン効験」ではラドンに関する興味ある報告が行われた。

ホリウチ・キミコ（慈恵医科大学アイソトープセンター）は報告集の中で、05-3「日本の放射能泉におけるラドンの効果」という演題で報告を行っている。その概略を列記すると次の如くである。

一、希有ガスに属するラドンは、放射性温泉の主要部分である。ラドンは化学的に不活性で、温泉や鉱泉水においてはどのような複合体も形成せず他の化学結合物も作らない。

二、自然界には放射性ラドンガスが三種ある。ラドン(Rn)の語の多くは222Rnを意味する。他はソロン220Rnとアクチノン219Rnで、ウラニウム、トリウム、アクチニウムなどの自然放射性鎖の崩壊産物も含まれる

三、ラドン研究は環境科学、地球科学、医科学、物理学、生物学および多くの適用性についての技術が発表されつつある。日本の温泉法では温泉水および鉱泉水のラドン濃度を次のように定めている。

ラドン（Rn）：$20x10^{-10}$Ci/1（74Bq/l）以上：通常水から鉱泉水まで

ラドン（Rn）：$30x10^{-10}$Ci/1（111 Bq/l）以上：治療用温泉水は特殊な鉱物を含有する（放射能泉）

四、人体は大まかに六十トリオン（トリオンは一兆・百京）の細胞によって構成されているが、年齢を加えるにつれて多くの細胞が減弱することが知られている。

今迄の研究結果では、ラドン浴は細胞機能の反応性を補助することによって、慢性疾患や加齢の緩和現象に役立つことが示されている。

五、ラドンは多数のα線とβ線を産出しながら最終安定元素の鉛（Pb）まで連続的に減衰する。

ラドンとその娘核が減衰する際には、体細胞機能を力強く再起動する非常に強力なイオン化効果を生じ、生理的恒常性のレベルを挙げるのと同じく身体システムを元の正常健康状態まで引上げ、結果的に身体諸臓器を復活させる。

このラドンの持つイオン化効果は、飲泉により腸内細菌叢にどのような影響を与えるのであろうか興味深い。

この「セクション・5」においてミツノブ・フミヒロ（岡山大学三朝医学センター）らは05-2「酸化損傷と生活習慣病への臨床応用に関するラドン吸入の効果」という報告を行った。

報告論文の中では次のようにラドン効果が述べられている。

一、ラドン吸入による適切な酸素ストレスは、スーパーオキサイドジスムターゼ（SOD）とグルタチオンパーオキシダーゼの合成誘導のような、化学的・生物学的保護機能を活性化する。

二、我々は既にラドン吸入によって、気管支喘息および骨関節症における抗酸化酵素の上昇について報告している。

三、実験結果においては、小動物（マウス）を用いたラドン効果のメカニズム調査について、持続的ラドン曝露実験動物の多数臓器にはSOD活性度が増加した。

右の報告の中で、アレルギー体質を有すると考えられる喘息患者でのラドン吸入による抗酸化物質上昇効果には注目したい。特にその上昇のメカニズム解明を大いに期待したい。

六　大島教授最終講演

大島良雄先生は既に故人となられているが、真鍋教授から三沢教授へと継承された東大物療内科教授を三代目に受け継がれた温泉医学の泰斗である。

今から約二十数年前の事になるが、平成五年（一九九三）四月十七日、東京の「アジュール竹芝」というビルの十六階において大島先生の温泉医学教育講演が行われた。

しかし、当日の講演が大島先生の講演を拝聴する最後の機会となってしまったが、その内容は温泉医学を志す者にとっては大変意義あるものであった。

次に当日の講演の概要を筆者のメモによって記載させていただく。


温泉に携わる医師は、何故温泉療法が必要なのかということを考えなければならない。

温泉について高安先生（薬理学）は「偏見を捨てて率直な心で温泉が有効かどうかをみること」と言われた。

単純に言えば、天から降ってきた水ではなく、地下を通ってきた水（ミネラルウオーター）はただの水といえるのかと云う事である。


真鍋先生（真鍋嘉一郎・初代の東大物療内科教授）の頃、日本では酸性泉の研究が盛んに行われた。

その頃外来でリウマチの患者を診て、アミノピリン、サルチルサンなどの処方をしたが無効だったので、患者の住居地に近い俵山温泉（長門市の木屋川渓谷を臨むアルカリ性単純泉）を勧めたことがある。

また、坐骨神経痛を患う中年の男の患者が父親に連れられてきた。この患者には温泉療法と蒸気圧注法を勧めたことを覚えている。

この二例が最初に温泉療法を適用した症例であるが、温泉医にはこのような一例一例の積み重ねが大切であると思う。

さて、温泉の効用であるが、炭酸ガス、硫化水素ガス、ラドンなどのような皮膚を通過するガス性の成分が有効であることは確かめられている。

しかし、入浴してその温泉水がどのような経路で人体に効果があるのかについては、そのプロセスが明確にならなければ何とも言えない。

硫黄泉、放射線、単純泉の順にその有効性が考えられる。イオンが皮膚を通過して血液に入るためには皮膚の結合組織を通過しなければならない。

関教授はこの結合組織の通過を等電点、細胞蛋白、食細胞の陰性荷電などについて研究し、温泉入浴が皮膚細胞の食機能を高め、注射したトルイジンブルーが細胞中に入ることを確かめた。これは温泉の効果を示す一つの現象であろう。

体内臓器で一連の繋がりのある組織は結合組織である。血管は閉鎖社会であるが結合組織は全身に繋がりを持つ。皮下結合組織の温泉成分はどこまで繋がるのか、血管系以外の結合組織の全身的役割（全身的影響）について、一週間から三週間に亘る温泉成分の影響を是非調べてほしい。

温泉イオンの効果では、陽イオンはあまり効果がないが陰イオンは大事である。

汗（クロライドイオン）の出るのを計量することは難しいが、一回の入浴では数グラム蒸発する。四十三度から四十五度十分の入浴で四時間以内に約七百グラム位は減る。発汗では塩が入っている。

陰イオンでは $CHCO_3$ イオン、CO_2 イオン、SO イオン、OH イオンなどがあるが、各イオンの大きさが違う。イオンの目方が違うとスピードが違う。

重いものは遅い。軽いものは速い。何故アルカリ性の単純温泉が効くのか。OH イオンが速く入るからか。温泉の適応症には共通に効くものとして神経痛がある。この説明としては温熱作用となるが、これでは非科学的な表現になると思う。

では各温泉に共通でどの温泉でも効くものは何か。科学的な説明が必要である。循環が良くなるのか。瘢痕部には血管がない。結合組織、間葉系組織が刺激されるのか。

温泉効果の説明をもっと科学的に発展させてほしい。これにはその作用機序の解明が必要となるであろう。

右の大島先生の講演は、温泉療法を研究するために重要な示唆を与えてくれたものと受け止めている。

飲泉と腸内細菌叢

さて、筆者としては現在「飲泉の消化管細菌叢に対する影響」について大変興味を持っている。これは今のところ文献が見当たらないが、ラドン温泉水をはじめ鉱泉の性質と関連して腸内細菌叢の分布に重要な変化を与えるのではないかと思っている。

またその延長線として「飲泉」は、本書下巻において記載している「食禁・合食」や「断食」とも複雑に連鎖する大きな課題であると考える。

主要温泉地ラドン検定成績抜粋表

NO	都道府県	温泉地	鉱泉地	泉温(℃)	ラジウム・エマナチオン(マッヘM・E)	地質	P・H	
1	北海道	湯の川 洗心館内湯		75	13.2	石英粗面岩	—	—
2		湯の川 芳明館内湯			11.3			
3		湯の川 根崎・陸三の湯			5.50			
4		湯の川 大正館内湯			3.6			
5		昆布 宮川湯		47	0.5	安山岩		
6		登別 上の湯		92	0.68			
7		定山渓 元湯		91	0.92	第三紀層		
8	青森県	浅虫 大湯		41～92	1.73	第三紀層		
9		善知鳥湯			1.00	安山岩		
10		大鰐の梅香湯		54～72	10.28	石英粗面岩		
11		若松冷湯			9.69			
12		蔵館 下の湯		40～80	2.86	沖積層		
13		大湯			2.60			
14		碇ヶ関 葛原旅館湯		58～60	1.39	沖積層		

主要温泉地ラドン検定成績抜粋表

NO	28	27	26	25	24	23	22	21	20	19	18	17	16	15
都道府県	山形県					秋田県						岩手県		青森県
温泉地	小野川尼の湯	小野川扇屋湯	小野川鈴本湯	小野川滝の湯	五色の湯	大湯	湯の澤滝の湯			日景下内澤ノ湯	大滝鶴の湯	大澤大湯	臺鶴の湯	碇ヶ関滝湯
鉱泉地								澤口鉱泉岳父澤	矢立鉱泉					
泉温(℃)	66〜80				45	73	43	—	—	43	60	65〜80		60
ラジウム・エマナチオン(マッヘM・E)	1・95	2・23	3・45	5・78	1・95	0・98	1・21	2・31	0・90	1・24	0・93	0・72	1・15	1・27
地質	石英粗面岩				安山岩質砕屑凝灰炭	沖積層	第三紀層	洪積層	沖積層			第三紀層	洪積層	沖積層
P・H	—					6・2	—							
	—													

NO	都道府県	温泉地	鉱泉地	泉温（℃）	ラジウム・エマナチオン（マッヘM・E）	地質	P・H	
29	山形県	赤湯丹波湯		55	1・33	石英粗面岩	—	—
30	宮城県	鎌先最上屋湯		47	1・10	安山岩		
31		遠刈田上の湯		43〜57	14・53	石英粗面岩		
32		遠刈田滝の湯			11・55			
33		青根新湯		54	3・66	第三紀層	7・0	
34		作並新湯		57〜66	3・69		—	
35	福島県	甲子元湯		50	4・59	花崗岩		
36		甲子湯神湯			3・38			
37			猫啼鉱泉猫啼湯	—	5・91	片麻岩		
38			猫啼鉱泉長楽園	—	4・08			
39			母畑鉱泉上の元湯	35	11・96			
40			母畑鉱泉下の湯	—	3・31			
41		飯坂滝の湯		92	0・33	第三紀層		
42		東山不動湯		61	4・59		7・7	

主要温泉地ラドン検定成績抜粋表

NO	56	55	54	53	52	51	50	49	48	47	46	45	44	43
都道府県	栃木県									福島県				
温泉地	日光湯元鶴の湯	弁天川の湯	那須元湯相の湯	那須元湯滝の湯	福渡戸泡の湯	福渡戸裸湯	塩原河原湯	塩原石合湯	塩原女湯	東山温湯	東山蓮湯	東山杉湯	東山猿湯	東山総湯
鉱泉地														
泉温（℃）	65	54	57	70	50		50			61				
ラジウム・エマナチオン（マッヘM・E）	2・08	2・07	1・15	0・73	2・36	2・19	4・11	4・15	2・66	5・30	3・02	3・14	3・20	3・23
地質	石英班岩	安山岩			第三紀層									
P・H	—	6・2		2・5	—									
	—													

NO	都道府県	温泉地	鉱泉地	泉温(℃)	ラジウム・エマナチオン(マッヘM・E)	地質	P・H	
57	栃木県	日光湯元御所の湯		65	1・58	石英班岩	—	—
58	群馬県	伊香保飲湯		41〜50	0・67	安山岩	5・6〜6・8	
59		伊香保吹上湯			0・51		—	
60		四萬岩根湯		57〜63	1・27			
61		四萬神告湯			0・87			
62		草津賽河原上湯		64	0・30	火山岩	1・5	
63			磯部鉱泉痔の湯	—	1・04	第三紀層	—	
64		湯檜曽		71	1・97	花崗岩	8・4	
65		湯宿大滝		57	0・86	第三紀層	—	
66		法師寿の湯		42	0・42	水成岩	8・3	
67		法師滝の湯			0・30		—	
68	埼玉県		名栗鉱泉一号泉	—	0・36	結晶片岩		
69	神奈川県	湯河原中西屋湯		75	0・22	安山岩		
70	新潟県	女川村湯澤元湯		53	4・10	沖積層	7・7	

主要温泉地ラドン検定成績抜粋表

NO	84	83	82	81	80	79	78	77	76	75	74	73	72	71
都道府県	新潟県													
温泉地	赤倉新湯	湯澤村湯沢玉子湯	湯澤村湯沢元湯	大湯川薬師湯	大湯川大湯	大湯川坂下湯	大湯川岸湯	自在館内湯	栃尾又湯第四号	栃尾又湯第一号			出湯洞春臺の湯	女川村湯澤高橋内湯
鉱泉地											村杉鉱泉薬師堂境内湯第二号	村杉鉱泉薬師堂境内湯第一号		
泉温(℃)	54	—	44	—	—	—	56	—	28.5	39	—	—	40	53
ラジウム・エマナチオン(マッヘM・E)	0・34	1・23	2・73	3・43	3・59	3・62	4・14	44・48	56・41	25・86	48・57	49・61	11・57	3・20
地質	安山岩	第三紀層	花崗岩											沖積層
P・H	—		9・2	—										
	—													

NO	都道府県	温泉地	鉱泉地	泉温（℃）	ラジウム・エマナチオン（マッヘM・E）	地質	P・H	
85	新潟県	燕 血の池湯		45	0・28	安山岩	—	—
86		燕 岩の湯		—	0・67			
87	富山県	小川第一合泉		50	0・43	石英粗面岩		
88	石川県	和倉 和歌崎湯		82	8・41	第三紀凝灰質		
89		和倉 総湯		—	2・10			
90		深谷 奥の湯		—	0・75	沖積層		
91		湯涌 新湯		45	0・73	第三紀層		
92		粟津 総湯		47	0・97	石英粗面岩		
93		山中 総湯		49	1・99	第三紀凝灰質角礫岩		
94		山代 荒屋湯		66	0・99	第三紀粘土質凝灰岩		
95		片山津 潮津壺		74	1・28	第三紀凝灰岩		
96	福井県	蘆原はいや湯		76	1・13	沖積層		
97		田中々 田中々湯		—	2・08			
98		舟津舟津湯		—	2・17			

主要温泉地ラドン検定成績抜粋表

NO	112	111	110	109	108	107	106	105	104	103	102	101	100	99
都道府県	長野県													
温泉地	上高地	中房白滝湯	浅間疝気湯	下諏訪綿湯	上諏訪精進湯	鹿の湯第二号	鹿の湯第一号	星野つつじの湯	上林鶴湯	渋大湯綿の湯	渋大湯初湯	渋大湯	湯田中鷺湯	湯田中大湯
鉱泉地														
泉温(℃)	50	77	42〜50	42〜73	72	—	—	34	77	—	—	77	—	77
ラジウム・エマナチオン(マッヘM・E)	1・28	1・63	1・24	1・61	1・29	65・26	61・67	0・81	0・84	1・20	1・46	1・51	1・22	1・33
地質	角閃花崗岩	黒雲母花崗岩	第三紀層	第四紀層	沖積層集塊岩	花崗岩		第三紀層輝石安山岩集塊岩	洪積層輝石安山岩				洪積層輝石安山岩	
P・H	—											6・3	—	
	—													

NO	都道府県	温泉地	鉱泉地	泉温（℃）	ラジウム・エマナチオン（マッヘM・E）	地質	P・H	
113	長野県	葛五倫湯		38	2・01	黒雲母花崗岩	—	—
114	山梨県	下部第四号泉		35	0・23	第三紀層頁岩	7・3	
115		湯村谷の湯		40〜50	1・42	花崗岩及び安山岩	8・1	
116		湯村明治湯		—	2・41		—	
117		湯村鷹の湯		—	1・80			
118			益富ラジウム鉱泉上河原	—	828・34	花崗岩	6・0〜6・5	エマナチオン含量が多い
119			益富ラジウム鉱泉栗平	—	590・44			
120			益富ラジウム鉱泉丹生澤	—	394・12			
121			益富ラジウム鉱泉銀泉湯	—	102・47			
122			益富ラジウム鉱泉湯の窪	—	298・22			
123			益富ラジウム鉱泉津金湯	—	240・20			
124			益富ラジウム鉱泉八丁茶屋下	—	146・97			
125	静岡県	谷津石田新温泉		99	0・80	第三紀層	—	—
126		蓮台寺いどやの湯		53	1・97		7・7	

主要温泉地ラドン検定成績抜粋表

NO	140	139	138	137	136	135	134	133	132	131	130	129	128	127
都道府県	三重県	滋賀県	岐阜県				静岡県							
温泉地			下呂第一号泉				土肥濱共同湯	土肥土肥館湯	湯ヶ島湯本館内湯	湯ヶ島落合楼内湯	湯ヶ島世古大湯	修善寺滝の湯	修善寺雉子湯	修善寺石湯
鉱泉地	湯の山菰野鉱泉鹿の湯	雄琴村・雄琴鉱泉		恵那ラジウム鉱泉湯島	蛭川鉱泉内理薬師	大井町長岡金竜鉱泉								
泉温（℃）	29	—	52	—	—	—	—	55	—	—	60	—	—	48～71
ラジウム・エマナチオン（マッヘM・E）	8・18	5・86	0・10	281・09	181・09	13・20	0・78	0・85	1・27	1・31	1・93	1・00	1・08	1・35
地質	花崗岩	沖積層	記載なし	花崗岩			凝灰岩及び集塊岩		安山岩及び凝灰岩			凝灰炭及び安山岩		
P・H	—		7・4	—				7・5	—					
	—													

NO	都道府県	温泉地	鉱泉地	泉温（℃）	ラジウム・エマナチオン（マッヘM・E）	地質	P・H	
141	京都府	木津岩坪湯		46	1・69	第三紀層	—	—
142	和歌山県	勝浦赤島		45	1・80	第三紀層	8・4	—
143	和歌山県	湯川大畑湯		40	1・46	第三紀層	9・2	—
144	兵庫県	城崎御所湯		54	8・41	第三紀層	—	—
145	兵庫県	城崎柳湯		54	3・74	第三紀層	—	—
146	兵庫県	湯村株湯		88	0・85	石英粗面岩	—	—
147	兵庫県		諏訪山鉱泉	—	1・33	花崗岩	—	—
148	兵庫県		天王鉱泉	—	1・54	花崗岩	—	—
149	鳥取県	三朝療養所源泉		72	130・45	花崗岩	—	ラジウムエマナチオンの含量は比較的多い
150	鳥取県	三朝天然岩窟湯		72	42・88	花崗岩	—	ラジウムエマナチオンの含量は比較的多い
151	鳥取県	三朝山田区の湯		72	168・62	花崗岩	—	ラジウムエマナチオンの含量は比較的多い
152	鳥取県	三朝常盤の湯		72	108・6	花崗岩	—	ラジウムエマナチオンの含量は比較的多い
153	鳥取県	三朝西藤館内湯		72	85・62	花崗岩	—	ラジウムエマナチオンの含量は比較的多い
154	鳥取県	岩美群岩井岩美館内湯		41〜52	4・17	第三紀層	—	—

主要温泉地ラドン検定成績抜粋表

NO	168	167	166	165	164	163	162	161	160	159	158	157	156	155
都道府県	鳥取県													
温泉地	皆生松壽の湯	皆生第一号源泉井	浅津北澤の湯	浅津湖上の湯	関金株湯	関金亀の湯	関金常盤の湯	関金珠の湯	濱村鈴木屋内湯	吉岡株湯		鳥取市吉方高砂湯	鳥取市吉方鳥取湯	岩美群岩井備前屋内湯
鉱泉地											西郷鉱泉株湯			
泉温(℃)	78		65		41				50〜62	40〜56	—	—	57	41〜52
ラジウム・エマナチオン(マッヘM・E)	2・32	1・39	3・98	5・76	33・14	33・03	12・69	38・56	5・35	2・48	3・49	3・45	3・28	1・46
地質	安山岩				花崗岩					黒雲母花崗岩	第三紀層	石英粗面岩		第三紀層
P・H	—	7・3	—	7・2	—			7・5	7・3	7・5	—		7・0	—
	—													

NO	都道府県	温泉地	鉱泉地	泉温（℃）	ラジウム・エマナチオン（マッヘM・E）	地質	P・H	
169	鳥取県	玉造神湯		58	2・97	第三紀層	—	—
170		玉造殿様湯			2・37			
171		仁多郡湯村漆仁湯		43	3・74	花崗岩		
172		温泉津新湯		50	4・95	第三紀層		
173		安濃郡志学		42	1・06	安山岩		
174		同郡小屋原		40	3・75			
175			池田ラジウム鉱泉	—	187・74			
176			邑智郡湯抱鉱泉	—	15・77			
177		那賀群美又新湯		36	4・17	花崗岩		
178	岡山県	湯郷目の湯		38	1・00	秩父古生層		
179			御津郡苫田ラジウム鉱泉	—	13・38			
180		苫田群奥津五三番湯		40	1・33	花崗岩		
181		真庭郡真賀金湯		40	2・19	花崗岩及び石英粗面岩		
182	山口県	湯田長宗湯		42〜68	2・67	花崗岩		

主要温泉地ラドン検定成績抜粋表

NO	都道府県	温泉地	鉱泉地	泉温（℃）	ラジウム・エマナチオン（マッヘM・E）	地質	P・H	
183	山口県	川棚青龍泉		42	11・88	花崗岩	ー	ー
184		川棚壽永泉		ー	9・95			
185		大津郡俵山川湯		40	1・71	石英粗面岩		
186		大津郡俵山鍵湯		ー	0・99			
187	愛媛県	道後養生湯		46	4・42	花崗岩		
188		道後神湯		ー	3・98			
189	福岡県	武蔵薬師湯		37〜46	4・01			
190		武蔵延壽湯		ー	3・70			
191		武蔵大阪屋湯		ー	3・21			
192	大分県	速見郡明礬地蔵湯		91	0・75	安山岩		
193	長崎県	雲仙新湯		65	2・34			
194	熊本県	垂玉上の湯		58	1・05			
195		葦北郡日奈久御前湯		40	3・91	白亜紀		
196		球磨郡林元湯		46〜50	1・27	岩石層		

NO	都道府県	温泉地	鉱泉地	泉温（℃）	ラジウム・エマナチオン（マッヘM・E）	地質	P・H	
197	鹿児島県	霧島 硫黄谷		60	1・91	—	—	—
198		霧島 栄之尾		—	0・90			
199		霧島 明礬山		—				
200		揖宿郡摺ケ濱旧湯		65	1・00			
201		出水群阿久根		41	10・20	沖積層		
202		安楽		50	0・7	—		

①以下の成績は『日本温泉大鑑』一〇四頁～二九三頁掲載「温泉分析表」の一部を抜粋転載したものである。
また、本書凡例の記載に基づき次の事項をそのまま適用している。
②ラジウム・エマナチオン測定には、
コールラウシュレーヴエンタール式フォンタクトスコープ（K.L）、
シュミット氏放射能作検定器（S・S）が使用されている。
③ラジウム・エマナチオン含量は一リットル中のマッヘ単位（M.E）を示す。
④泉温三四度以下のものを鉱泉としている。
⑤ここではラジウム・エマナチオン含量の少ない被検地については引用を省略する。

第二章　各種強健法（ストロングヘルス）

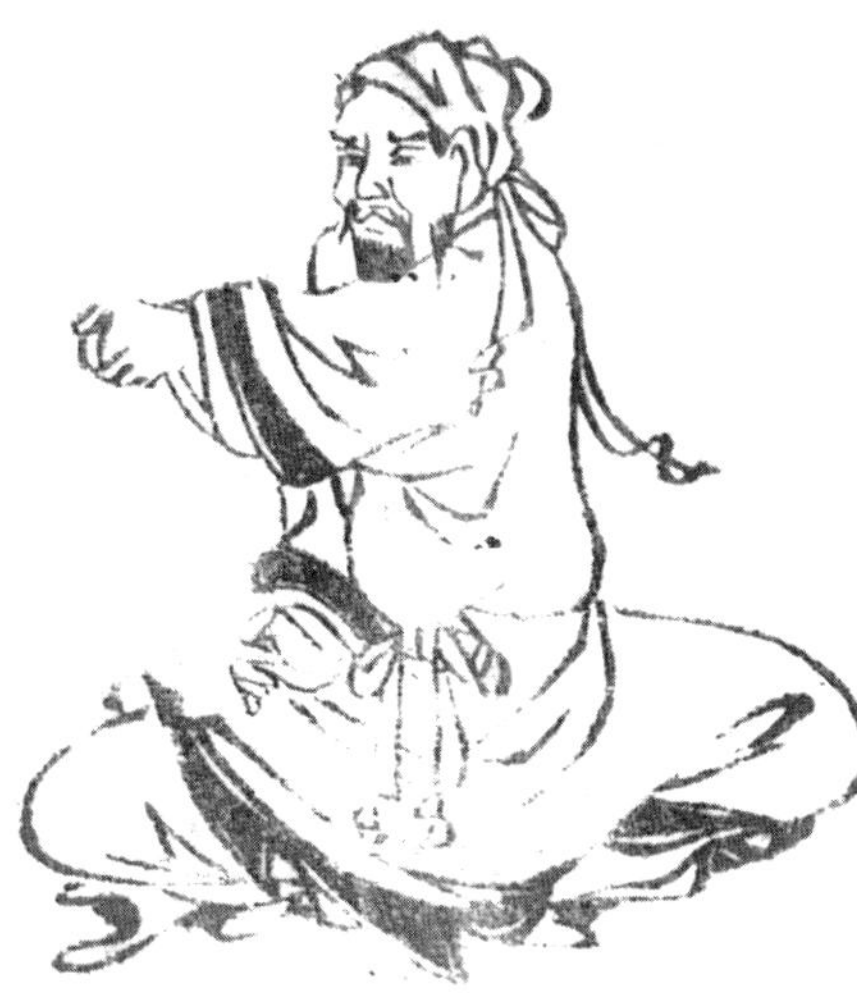

『食物和解大成《ショクモツワゲタイセイ》 心臓法』より
（元禄十一年・1698年）
（筆者蔵）

一　強健法の種類

はじめに

大正期に提唱されている強健法の種類は誠に多い。しかし、それらの中のどの強健法が一般大衆に広く普及したのかについては正確には判らない。調べようにも当時の統計資料などがあるとは思えない。

そこで、世間に広く普及したことを示す根拠として考えられることは、出版された健康書が次々とその版を重ね、その内容が他の健康書にも多く載せられ引用されている強健法はどれかということである。

それには先ず強健法全体の種類を概観する必要がある。以下に羅列するのは大正期前後を含む強健法をアイウエオ順に並べたものである。

岩佐式強健法、井上式裸體剛健法、石原式乾浴法、岡田式静坐法、川合式強健法、凝念法、銀月式実用的強健法、弦斎式床上運動法、禊式強健法、坂本式屈伸法、サンダウ式鉄亜鈴體力養成法、シュミット呼吸体操、ジャスト自然的健康法、關式不死観強健法、寺田式廿分健康法、遠山式冷水摩擦法、土居式心身鍛練法、永井式家庭体操、西式強健法、二木式腹式呼吸法、藤田式息心調和法、ベンネット式各部運動法、ベークマン式強肺術、森村式荒縄摩擦法、前野式静坐法、丸山式身心健康禅などである。

これらの強健法の中で二木式、岡田式、藤田式、川合式については強健法として当時の雑誌に掲載され、または他の著書にも多く引用されている。敢えて大正期に普及した健康書・又は引用書として選ぶとすればこれら四種の書籍類を挙げたい。

しかしこれらの出版版数等については全く不詳であり、またその文章は本人以外の代筆や聞き書きの著書が多いため、一部内容の正確性を欠くことは止むを得ないであろう。

この度は、これらの四種の書籍類および大正期の強健法として挙げるべきその他の強健法書を私に選んで以下にその概略を述べる。

心身調和之修養法

藤田霊斎《ふじたれいさい》（一八六八～一九五七）は明治元年に生まれ昭和三十二年までの八十九年を生き抜いた人である。

藤田の代表的な著書としては、明治四十一年（一九〇八）四十歳の五月、東京市牛込の三友堂書店から発行している『心身強健之秘訣・息心調和之修養法中伝』を挙げたい。

本書の出版に際しては、当時の伯爵大隈重信がその序文を贈った。ここでは人は心身の鍛練を怠らなければ百二十五歳の定命を得られるものであるという大隈の持論が述べられている。

百歳會

藤田等はこの大隈の持論に賛同する希望者を集めて「百歳會」を組織し、会長に大隈を推した。また、同時に息心調和の修養を伝習する機関として芝高輪南町に「養真會」を結成し藤田が会長となった。

両者とも当時としては長寿者に入る八十歳を超える生涯を得た。百歳會会長の大隈は八十三歳で、また藤田は八十九歳でこの世を去っている。藤田は老衰であろうが、大隈の死因は胆石症という説がある。

藤田の考案した息心調和修養法について、この本に序文を寄せた一人である島田三郎（沼南）は、その文章の中で次のように意見を述べている。

藤田修養法の基本的な伝習源は、貝原益軒の『養生訓』、白隠禅師の『夜船閑話《やせんかんわ》』、平野元良《ひらのげんりょう》（革谿《かくけい》道人）の『病家須知《びょうかすち》』等である。このうち平野は医者であり、この書は天保三年に自誌されたものである。藤田呼吸法の実践法はこの『病家須知』に基いている。

『病家須知』の呼吸法

『病家須知』の呼吸法とはどのようなものであろうか。藤田呼吸法では平野の説（呼吸法の概略）を以下の如く述べている。※『病家須知』天保三年（一八三二）平野重誠（一七九〇～一八六七）著。「病人のいる家は、すべからく知るべし」江戸時代後期の家庭看護書。

先ず體容を正しくして後に息を調和ふべし體を正すには坐するに端直なるを要とす背骨の前へ曲がるは悪し後へそるはよろしからず頭は平正に鼻と臍との準相対し偏らず斜らず仰がず伏さず頭は昂たるがよし肩は低たるはよく急こと悪し眼は定りて物を視るときは頭とともに顧みるべし両手を卒よせて身に近づけ膝の上に安くべし腋の下に鶏卵一個を容れる程になりたるをよしとす総ての用意は腰を以って下腹を前へ推すようにすれば臍の下に力を入れて下腹に気充ち息も臍下に至きて胸肋心下に支えるものなく週身の力臍下腰髎に在ることを覚ゆべし（中略）これに続きて心を調ふることを学ぶべしこれ放散せる気を収めて身内に充実せしめ心意和静妄りに外物の為に網昧まされ転倒すること無からしめんが為なり惣て人の體は上部軽清に下部寛容なれば必ず壮健にして病なく仮令外襲邪毒の侵刼ありとも多くは大患に至らずして平治るべきはずなれど云々。

繰り返すが、島田沼南は序文の中で、藤田の調息法、深呼吸、腹式呼吸法等の説話理論は、概ね平野の説に拠るものとしている。尚、山崎律子氏は「平野重誠の呼吸法に関する考察」（二〇一一）において、この呼吸のしくみを図説している。

島田は、また当時評判の高い二木謙三の「深呼吸演説筆記」についても、文を異にするが帰趨を同じくするものであると云っている。

二木呼吸の生理作用

実際に藤田は呼吸の生理作用について二木の説も紹介している。それを簡単に要約すると

血液循環の中で腹部に力なく腹壁に弾力の少ない人は腹中への血液滞留が多い。そのままでは心臓に還る血液量が減り身体の新陳代謝を阻害する。腹部に滞る血液を遂出し循環を促進するためには腹部の圧力を高めて押し出す必要がある。腹部の圧力を高めるには横隔膜を下げる運動（腹式呼吸）が大きな効果がある。

ということになる。

また藤田は二木との関連について、

昨年（筆者注：大正元年か）麻布の渡辺邸において二木博士に逢いこの高見を聞く。その腹式呼吸なるものは、自身の主張に係わる三種の呼吸法の丹田呼吸と全く符節を合わせた如く一致している。

と述べている。

藤田の説にはこのように二木の説との関連性の深いことが明白にされている。

藤田修養法の実習

藤田修養法を実習するための内容には初伝、中伝、奥伝の三種があるという。これを藤田の著書から引用すると以下のようになる。

初伝は初歩の人に教える簡易な方法である。

この初伝では呼吸法として単に丹田呼吸を習得することを勧めている。

中伝はこの修養法の最も原則的な実習過程を修得する方法である。

奥伝は中伝に熟達した者が、「宇宙の大我と同化するための妙域」に到達するために口授される修法とされている。

このうち原則的な中伝修養法は、調心法、組織的調息法（努力呼吸、丹田呼吸、體呼吸）、組織的調心法（腹讀、観念、固心、確信）に区別されている。なお調息法と調心法は互いに結合し調和しているという。

修養法のプロセス

藤田修養法のプロセスは左記の様に説明されている。

第一歩は努力呼吸と腹讀（腹讀理論は省略）の結合
第二歩は丹田呼吸と観念の結合
第三歩は丹田呼吸及び體呼吸と観念及び固信との結合
第四歩は體呼吸と確信との結合である。

ということになっている。

しかしこれらの観念的な修養法を実際に理解するのはなかなか難しいものと思う。

つまり、このプロセスの要点は、「努力呼吸および丹田呼吸の準備」であり、「丹田呼吸はまた體呼吸の準備」であるということであろう。

帰するところ、調息法においては「體呼吸の習得」が重要であること。また調心法の中の腹讀とは「観念の準備」であること。そして観念は「固信より進み確信に至るための準備」であると考えればよいのではないだろうか。

この点について、矢口親六の『息心調和の修養観』によると、次のように説明している。

藤田の心身強健之秘訣が二木博士の腹式呼吸法、岡田式静坐法等と異なる点は精神作用を組織的に働かせることにある。


また観念は一面精神であり他面において肉体である。更に観念を進めて確信に入るならばその肉体が精神に及ぼす影響は霊妙の効果を及ぼすものである。


矢口の解釈を今の言葉にするならば、藤田の修養法は「フィジカルとメンタルの組織的連動」ということになるのかもしれない。

藤田の調息法については、後に述べる南宋の朱熹（朱子・一一三〇～一二〇〇）による「調息箴」、明の王畿（一四九八～一五八三）による「調息法」等との関連性が考察されるが、それを裏付ける明確な根拠は見当たらない。

二木式腹式呼吸法

二木謙三《ふたきけんぞう》（一八七三～一九六六）は秋田佐竹藩の藩医樋口家の三男として生まれたが、三歳の頃同藩の藩医二木家の養子となった。明治三十四年（一九〇一）に東京帝国大学医学部を卒業し東京駒込病院に勤務した。その後ドイツ留学を経て伝染病研究所長、東京帝国大学教授等多くの要職を歴任している。

二木は西洋医学者として多くの研究業績を残しているが、伝統的な東洋医学についての独創的な功績も生涯を通して数多くある。玄米菜食の食養法や腹式呼吸法などもその一例である。

二木は謙虚な性格のため化学実験道具の駒込ピペットの考案、新型赤痢菌（駒込A菌、駒込B菌）の発見にも二木の名前を付けなかった。従って腹式呼吸法や玄米菜食法についても自らは二木式と称することはなかった。

『現代強健法の真髄』（大津復活）によれば二木は腹式呼吸についても
「古より之有り余の新説に非ず。余は唯先哲の実験したる方法に向かって多少の科学的説明を附したるに過ぎず」

と明言しているという。

『志都之石屋《しづのいわや》』の養生

二木の『腹式呼吸の話』には、二木が虚弱体質であった青年時代に平田篤胤の『志都之石屋』および白陰禅師の『遠羅天釜』などの書籍に大変啓蒙されたという話が述べられている。

二木が感銘した『志都之石屋』の中では養生について次のように述べている。


養生と言ふては外に為やうは無く尤も食養生と言うことも有れども第一に胸膈の間に気の沈滞せんで能く下焦へ循るようにと心がけるのが専要でござる此れは誰も知って居る通り臍の下に気海という名をつけた穴処のあるのも実は人の口鼻より受る処の気をしっかりと臍の下謂はゆる気海の穴あたりに堪えてあるように言うの義で名づけた物でござる（参照原文による）

白隠の主な著作には『夜船閑話』『座禅和讃《ざぜんわさん》』『遠羅手釜《おらでがま》』などがある。『夜船閑話』には白幽仙人の話による内観の法、『遠羅手釜』には「答鍋島摂州候近侍書」による内観の法が記されている。

内観の法はいずれも自己静謐の中で端座黙然、呼吸調整による無念無想の境地を獲得するための手法であるという。

二木式呼吸実修法

二木の呼吸法は『廿大強健法』（加藤美倫）の「二木式呼吸実修法」によれば次の方式に随う。

一、座る姿勢を正すこと

膝は少し開いて座る。両足を重ねその上に尻を落ち着ける。背骨を真直にして頭は正面を向く。両手は膝の上又は腿の上に自然に力を抜いて組み合わせる。

二、呼吸の方法

腹を出すようにして呼吸を始める。息を吸うときに腹が膨れるようにするがわざと堅くする必要はない。息を吸ったならばちょっと息を止めて精神を落ち着ける。次に息を吐く。腹にある空気が胸を通って外へ出るような気持ちで出す。出したならば精神を落ち着けて再び息を吸う。その際無理に息を吸いまたは吐いたりするには及ばない。すべては八分どうりでよい。

大正期において呼吸法に関する二木自身の記述による書籍が存在するのかどうか不詳である。従って二木式呼吸法の実際については大正八年六月発行の『健康法辞典』（伊藤尚賢著）を参照する。

同書の編纂者謹識凡例には、これらの方法の記述についてはすべて発明者自身若しくはその衣鉢を伝へたる確たる人物より聴取したものであると述べてある。以下二木式呼吸法のオリジナルと考えられるプロセスについて概略を記す。

【注】二木式呼吸法の記載誌

明治四十三年二月『健康の第一義・呼吸健康法』（新愛知新聞社）

明治四十四年二月春秋社付録本として『二木博士腹式呼吸の話』『先哲実験腹式呼吸偏』（春秋社編輯局編春秋社）

同年七月発行の『腹式呼吸』（文星堂・体力養成叢書第二編）

二木式呼吸法のプロセス

呼吸の生理学的原理として

第一　横隔膜の上下と腹の凸凹の関係、そしてその上にある心臓への影響が大切であること。

第二　呼吸の種類には肺尖呼吸、胸式呼吸、腹式呼吸の三種類があり生理的によい呼吸は胸腹式呼吸であること。

第三　血液循環の原動力として腹壁の力が強い方が有利であること。

第四　神経に及ぼす作用として、胃腸の壁内には固有神経叢があり、腹式呼吸と腹圧により器械的刺激を受け、反射的に肺・心臓の機能を調整する。また全身の血管運動神経に作用して全身各部の血行調和を促す効能がある。

呼吸の方法としては、寝たままの方法（平田篤胤）、坐して行う方法、鼻からの呼吸、止める時の姿勢、柱などに倚かかって立てる時の姿勢、動の呼吸と静の呼吸、腹式呼吸の禁忌諸症、婦人と腹式呼吸などの記載もある。

前頁に列挙した呼吸の方法において、二木式の真髄は左記のような動呼吸と静呼吸の兼ね合いにあるらしい。

二木式呼吸法の真髄

簡単に表現すれば「動」とは腹を動かす動であり、「静」とは腹に力を送りつつ僅かに長く細く呼吸することである。静の呼吸は動の呼吸が上達し熟練した時に始めて得られる自然の呼吸である。

剣術でもその通りで始めは打ち合いばかりやるが、上達すると闘わずして敵を制する。即ち外が動の時身は静の状態に置き、外界が静のときは身体を動に置くことである。

仕事や勉強でも多忙で一生懸命やるときには腹を静に置くことが大切である。それが腹式呼吸の心掛けであるという。

二木が、腹式呼吸によって自然に会得される動と静の境地を見出したことは、平田篤胤における「気の循環と気海への胆力の蓄積」、白隠禅師における「内観の法と無念無想の境地」などの教えにその源泉があるものと推量できる。

岡田式静坐法

岡田虎次郎《おかだとらじろう》（＝虎二郎：一八七二〜一九二〇）は、明治四十四年（一九一一）一月二日、愛知県渥美郡田原町で始めて「静坐」の指導を始めたとされている。また、別の文献によれば明治三十九年（一九〇六）には既に東京に出て、日暮里の本行寺に静坐道場を開いたとの記載もある。

岡田の静坐法は、明治四十四年（一九一一）九月「実業の日本」誌上において最初に掲載された。雑誌記者の覚書によって『岡田式呼吸静坐法』として公表されたらしい。本人の執筆ではない。

明治四十五年（一九一二）三月二十九日、実業之日本社は記者の編集本として『心身修養岡田式静坐法』を出版している。これも本人の著書ではない。

この本には木下尚江、杉山令吉、高田早苗、巌谷小波など当時の名士や著明人の体験報告が載せられている。また新宿中村屋創業者の相馬黒光、鉱毒事件の田中正造等の岡田への信頼は大変厚かったと記されている。

岡田は文章に残すことにより静坐の真意が誤り伝わることを恐れて自身による記録は一切残していない。本人の記事は何処にもないのである。

その「不言実行無為感化」による導きを実践し、凡て静坐会出席者による「心身からの感得」が主体であると説き、それらに参加した体験者の覚書等によって岡田式静坐法が後世に伝えられているわけである。

記者の覚書

実業の日本社記者の覚書の中では、当時参坐会が公開されていた場所として日暮里の本行寺、四谷の正応寺、牛込の矢来倶楽部の三箇所を挙げている。

参坐時間は日暮里は毎朝午前六時より七時まで、正応寺は日曜日の午前十時より男子、午後一時より女子がそれぞれ一時間づつ、矢来倶楽部は毎木曜日の午後三時より一時間開会していた。なお矢来倶楽部は主に早稲田大学の教員および家族に限られていたらしい。また私人宅での静坐会も各所で行なわれていたようである。

東京帝国大学には学生静坐会も設けられていた。本郷台町の青年会寄宿舎にも静坐党が組織され、明治四十四年（一九一一）十一月頃より一週一回木曜の夜岡田の来臨を請い静坐会を実行していたという。

心身一元の窮理

この岡田式静坐法は姿勢を正定して呼吸を調節するという一定の要件を持っている。第一に姿勢と呼吸とを静坐という型の中に包容すること、第二にその型を共有して師との道交においてその妙味を感応せしめることである。また、静坐という経験的世界における実践目標の概念には「心身一元の窮理」が存在するという。この心身一元の窮理については後で更に考察したいと思う。

静坐法のプロセスと生理

静坐の実践は、具体的には先ず重心を安定させることである。なぜなら重心は物の中庸を司る力であって本質の根源であるからである。その重心を安定させるための意識行動は気海丹田に力を張ることである。そのプロセスを実践する導入条件としては静坐という形が最も適切であるということである。簡単に云えばこのようになるらしい。

静坐を生理学的な血液循環からみると、静坐は上体の重力によって下肢の血流を圧迫する。結果的に下肢に流れる血流が一時的に減少し、比較的に上体臓器特に脳循環の環流速度が増える可能性が考えられる。また静坐を解いた直後圧迫されていた下肢血管が元に戻り拡張するため、そこに与えられる物理的なポンプ作用によって関連末梢血流域の循環が活性化することが想定できるが、実際に生理学的な根拠は不詳である。

では、岡田式の座法が禅の胡座ではなく正座の形を求めた理由は何であろうか。

単に結跏趺坐の足の組み方が一般的になかなか実施困難であるということではないであろう。また、リラックスした呼吸調整法、上体と下腿の生理活性力の増強、血管運動神経活性化の作用などが総合的に有効であるなどの身体作用を中心に考えられたものでもないであろう。

岡田の「静坐」は、後に考察において述べるが、宋元明の儒学における「静坐」の実践との関連性を強く持ち、それを通じて生じるとされる特殊な心理状態、または朱子学の「性」「理」の体認を深く追求していたのではないかと想像されるのである。

岡田の急死

岡田は大正九年（一九二〇）十月十七日に急逝している。その死因については明確ではないが、小松によると十月十四日本郷西片町笹川邸での静坐会のあと発病し、翌日京橋の青山病院に入院の後二次的に尿毒症を発症して十七日早朝死亡しているという。

発病の原因が明確にされていないまま四十九歳という働き盛りで急死した事実は、多くの門人道友に疑問を抱かせることになり、静坐法を実践していた人々を非常に落胆させた。岡田のカリスマ性が大きかっただけにその後岡田式静坐法も次第に衰微していった。

銀月式強健法

伊藤銀月《いとうぎんげつ》（一八七一〜一九四四）は文筆家である。萬朝報記者を経て作家として活躍した人物であるが、大正四年（一九一五）六月十日実業之日本社から『簡易嶄新実用的強健法』を発行している。その後版を重ねて大正六年（一九一七）二月には増補を加えた七版を出版した。

同書の緒言には

体量を増加させると言い無病健全ならしめると言い長寿を得させると言う是等の効果を標準とする強健法は余裕

があり閑暇のある人の行い得るものである。生活のために悪戦苦闘を継続しつつある者にはその恩恵にあずかる幸福を与えてはくれない。

と書いてある。

また伊藤の強健法は簡易斬新で且つ実用的であることを主張している。伊藤は次のようにいう。

強健には競技的強健、抵抗的強健、自足的強健、実用的強健の四種がありそれぞれ意義を異にする。競技的強健は筋肉を鍛錬し腕力・脚力を充実させ格闘・相撲・競走・球技その他の運動競技に可能な素地を養成することにある。抵抗的強健は自然および人為の通常では不可避な圧迫若しくは刺激（現在のストレスを意味するものか）に対して訓練により能く抵抗し能く忍受し得る機能を得さしめることにある。自足的強健（別名遊戯的強健という）は体量（体力）を増し無病健全な状態を維持し結果的に長寿を得ることを成就させることにある

実用的強健法

伊藤の実用的強健は、競技運動の選手でなくてもよい、抵抗性が万全ではなくてもよいし、また必ずしも長生きできなくてもよいという強健法である。

伊藤は強健の意義を「降り懸る困難辛苦に負けずそれを苦にせず、自然に機能が奮い立って仕事ができること、そのような元気が沸いてくる根源となること」というようなところに力点を置いている。

伊藤は実用的強健法の方式について次のように解説している。

人間には生活力が本源にある。生活力は精力根気に積極的能動的意義を与えたものである。生活力を鍛錬することはその表裏を為す弾力と靭力を鍛えることと一致する。そして弾力を訓練する緊張法と靭力を訓練する弛緩法の二方式が備えられる。

その方式は緊張法三十秒弛緩法三十秒に凝縮される。やや股を開き所謂仁王立ちに直立し、両腕をV字形に湾曲して肘を脇腹に付け、拳を胸に置き両拳と双足指先及び下腹部に同時に主力を集中してウンと息を詰め全身を鋼鉄の如く緊張させる。そして三十秒位を我慢する。次の瞬間は一転して一気に力を抜く。両手はだらりとぶら下げ踏み開いた足は摺り寄せ海鼠のように海月のようになった心持になる。全身を緩めて緩め弛緩させる。このように単純簡易な何処でも何時でも可能なことが実用的強健法の特徴である。

伊藤は自ら試みた強健法のうちから、遠山冷水浴法、二木腹式呼吸法、岡田式静坐及び呼吸法、藤田息心調和法、川合式呼吸法、については特に綱目を設けて論評している。

これらの中では岡田式静坐呼吸法が理想的に近く、その意味ではある程度伊藤の強健法と一致するところがあると認めている。

中井の自彊術《じきょうじゅつ》

中井房五郎《なかいふさごろう》（一八七八〜一九三二）は手技療法家である。手技療法は手を用いた指圧と按摩《マッサージ》による治療法である。按摩と呼ばれる手技は、中国の道家から出た導引・鍼灸と同様に古来中国医学の常用的物理療法であった。按は手や指で特定の部位を揉むこと、摩は手掌や指でなでることである。按摩は、現在の中国では「推拿」とよばれている。導引・按摩に深呼吸と体操を加えた一種の健康長寿法である。

自彊術とは何か

中井は実業家である十文字大元の後援により大正五年（一九一六）十月二十九日著書『自彊術』を出版している。自彊術とは十文字が「周易」の文言から命名したとされている。自彊とは体や心を自ら励まして強めることである。人体にとって按摩は皮膚・筋肉の複合感受的な受身の施術であるが、自彊術は自己による能動的な矯正運動を伴う体操法である。

この運動により関節可動域を拡大させることはその関節に付着する腱・筋肉などの伸展を促し、血液・リンパ液などの流通を増大する。また神経経路のインパルス伝達を良好にする効果も併せもつものと考える。

自彊術は第一動から第三十一動までの骨格矯正および筋肉伸張運動である。

前半の第十二動までは正座で行ない第十三動からは下肢を伸展させて行なう。このうち第十四動は良く知られている「腕立て伏せ」の運動である。

自彊術の動作運動

この一連の動作運動は系統的に組立てられているので必ず順序正しく全部を実施する必要があることとされ、動作を戸外で行う時には立位で行うことも可とされる。

運動する時間は、通常朝食前および寝る前の二十回ないし十五分間行い、緩急遅速は各自の体力に応じて適宜に実施する。中井によれば第二十九動の運動は特に重要であると言う。

この第二十九動は臀部を両足の間に下ろして座し、そのままで上体を後ろに倒して仰臥し、両手を組んで両腕を伸ばし左右の上膊部が両耳に付くようにする。またそのままで両膝を寄せて膝を上に挙げると同時に弾みをつけて膝で床を打つことを繰り返す運動。これを三十から五十回できれば百回行なうことを薦めている。

この動作を実際に実施してみるとわかるが、かなり体が柔らかくないとできない。

中井の著書『自彊術』の表紙見開きには、後藤新平子爵が「易経无妄卦」の「九五无妄之疾勿薬有喜」から選んだ「勿薬有喜」の題辞がある。

この題辞は、本来人間には自然治癒の働きが備わっているので、自然と親しみ自らこの道を独得することによりいたずらに薬を多用することもなく喜びを得られるものであるとの意を示している。

江間式心身鍛錬法

江間俊一《えまとしいち》（一八六一～一九三三）は文久元年五月山本南陽の三男として静岡県磐田郡見附町に生まれた。後に江間氏を継ぎ、明治法律学校（明治大学）を卒業し、弁護士、東京府会議員、衆議院議員などを歴任した政治家である。

大正七年（一九一八）九月発行の『江間式心身鍛錬法』自序によると

今の世は道が頽廃し人心が澆薄である。ただその由来する所は単一ではない。不肖世態を熟観し憂慮措く能ず慨然として志を立て、経典を尋ね瞑想静坐して多年研鑽し聊か宗教の原理を究める。遂にこの道にあらざれば薄志弱行の徒衆を救済することは不能であると識り、即ち簡易済度の道を創る。名を江間式心身鍛錬法という

と述べている。

なお本書は高峰道人江間俊一が講述し門人網野霊峰が筆記し網野廉次郎が発行したものである。

講述内容の概略は江間式心身鍛錬法の目的、腹式呼吸法、静坐法、無病長寿法、霊魂の解剖分析、精神修養の本義、

気合法の原理およびその性質効用等である。

江間式鍛練法の目的

江間は江間式心身鍛錬法の目的を次のように記述している。（要約）

第一　判断力を正確ならしむこと
第二　断行力を剛強ならしむこと
第三　無病長寿を得せしむことである

人が或事業を成就するためには先ず心に浮ぶ（発意）がある。それを仔細に研究することこれを（熟慮）という。再思熟慮の結果その事が国家社会のためまた自己のため正義にして利益あるものかどうかを判断して為すべきか否かを決定する能力を（決心）とし、発意から決心に至る能力を「識的機能」と名付ける。この決心を決行するためには劫火燃え八風吹けども動ぜず、天柱砕け地維裂くとも驚かず、泰然自若として目的を達成すること、この能力を「動的機能」という。

江間は「識的機能」を発達させる法は静坐に勝るものはない。また「動的機能」を発達させる法は腹式呼吸を猛烈に修めるに如くものはないとし、先ずは腹式呼吸法を修し而して後に静坐法を行ずるべきであるとしている。

気合。精神統一の術

気合は通常の武道では敵の気を呑み実を以って虚を突くなどと定義されている。

しかし江間は気合術について多くの実例を挙げその効力を述べている。これを簡略的に云えば「迷想を奪い疾病を除去する術」または「精神統一の術」であるという。

しかし、気合の治病力について胆石症、黄疸、痔、淋病、打身、中耳炎などを治すと述べているのは、後の時代に通用するものとは考えにくい。

しかし、江間の次の講述には大変興味深いものがある。

青年諸君へ

一般青年諸君に特に注意したいことがある。近来青年諸君中には神経衰弱（筆者注：現代のうつ病か）に罹る人が多い。随って厭世的に陥り自殺などを企てる者が少なくない。この十数年間気合療法をもって多数の青年を心機一転せしめた実例に鑑み、江間式心身鍛錬法の修行を実行してここを抜け出すことを強く勧めたい

現代においてもうつ病に罹患している若者が多い。特に職場や家庭のメンタルストレスによってうつ病を発病し、会社を長期に休職している青年労働者の増加が産業社会での重要課題となっている。

症状の軽快による職場復帰も支援プログラムを設けて行われるが、この職場復帰の訓練を受ける際などには「江間の方式」を試みるのも一つの方法かもしれない。

凝念法

中村春二《なかむらはるじ》（一八七七〜一九二四）は中村秋香の長男として東京に生まれ、番町小学校、高等師範学校付属尋常小学校高等科、同中学校、旧制第一高等学校を経て東京帝国大学文科大學国文科を卒業している。

中村は教育者で成蹊学園の創立者である。明治四十年最初に開いた本郷西片町の学生塾を成蹊園と命名、その後池袋に成蹊小学校、成蹊中学校、成蹊実業専門学校等を順次開設した。大正八年にはこれらの学校を吉祥寺に移転して統一し、財団法人成蹊学園を設立した。

中村はまた、子供の教育には師弟の精神状態を整えることが第一に重要であるとして成蹊教育に「凝念法」を導入した。そして自力教育、少人数教育、東洋的鍛錬主義などを主張し、大正期新教育運動の先駆者とされている。

疑念法の実践

凝念法は『中村春二の教育思想と凝念法』（小室弘毅著）によると、中村が成蹊実務学校創立した明治四十五年に考案し実務学校で実施したものであるという。

小室氏の同文献では小学校での疑念法の流れについて、当時の職員吉村九作の話として次のように述べている。

児童は朝学級毎に講堂に入り、各々端座する。まづ膝頭を少々広げ（二十センチ程）左右の足の親指を重ねる。腰は真直に正しく立てる。躰と頭、首を真直に立てる。両掌を軽く組む。肩に力の入らぬように気をつける。目を閉じ口も閉じる。舌は上顎にぴたりと付け静かに数息観（数を静かに数えながら行うこと）を始める。吸息、呼息をいろいろと工夫させる。さうしてだんだん吸う息は太く低く。呼息は細く長く。但し決して音を立てない。

このように吉村は数息観および丹田呼吸法を疑念法指導に実践していたことがわかる。

中村の疑念法は、岡田式静坐法、二木式、藤田式等の呼吸法等を研究して疑念法教育に応用していたことが窺える。

『成蹊学園六十年史』の掲載文にも、凝念法とは

岡田式静坐法に座禅の精神を加味したもので、端座して目を閉じ雑念を払い無念無想の境地に身を置くものである。


と記載されている。

凝念法は一つの精神修養法である。中村は凝念法という行為によって師弟の精神融合を求めたものであり、特に静坐という形に固執せず、また呼吸法にも囚われず、同一の場の形成、対面する精神の交流において共鳴する感覚を求めたものと考えられる。

成蹊教育

『成蹊学園広報』では、中村の教育方針としての鍛錬主義があり、なかでも断食を成蹊教育の一環として取り入れていたと記載している。

中村は飢餓感の克服と食物への感謝を目的として断食に注目していた。冬季には断食会が行われ小学生には丸一日、それより年長の生徒や教職員には三日間の断食が課せられた。

参加者はその間先生の講話を聞き凝念法の訓練をしたという。決められた期間の断食を最後までやり遂げると参加者には断食メダルが渡され成長後の大切な記念とされた。

中村は成蹊学園の移転が完了する直前の大正十三年（一九二四）二月二十一日急逝した。四十八歳であった。

川合式強健術

肥田春充《ひだはるみつ》（一八八三～一九五六）は医師川合立玄の五男として甲州小沼村に生まれた。生来虚弱児であったが父の書斎にあった医学書を熟読して健康体を得るための各種運動法を積極的に勉強し実行した。その後体力は次第に改善されて年齢的にはかなり遅れて中学、大学と進学していった。その過程の中で当時の内外多数の体力強化法文献を参照し、長所短所を見極めながら取捨選択して独自の体力強化運動を習得した。

この時代に構築した基礎的な心身鍛錬の運動法が後に「聖中心道肥田式強健術・天真療法」や「宇宙倫理の書」と呼ばれる教理にまで発展することになる。

川合は三十五歳のとき伊豆八幡野の肥田家に養子となって入り肥田春充と改姓している。（『肥田春充の生涯』酒井嘉和・壮神社）

大正十四年（一九二五）十月三十一日、肥田は『川合式強健術』を東京神田の尚文堂から出版している。この本の序文によるとその十四年前に既にこの書を公表していてその後の改良進歩により根本原則を大改善し今回増補改定を施したものであると記されている。

強健術の修練法

根本原則とは姿勢の執り方に一大変革を来たしたことであり、それは腰腹同量の力として重心を支撐底面の中央に落とすことであるとした。これが肥田の肉体鍛錬の根本生命であってこの方法の会得が運動をして自から合理性ならしめる基であるという。

強健術の主な修練法は腹胸式呼吸法、第一練習法（前腕筋）から第二十練習法（腓腸筋）に至る筋肉トレーニング、椅子運動法、簡易強健術等である。

肥田によればこの強健術は練習に練習を積み鍛錬に鍛錬を重ねることにより堂奥に達し、洗練され醇化《じゅんか》（アイデアライズ）され中心が定まり呼吸が整い動作の一挙一動が渾然として純一無雑、清澄玲瓏となる。

型そのものは束縛であり覊絆《きばん》である。しかし中心を得れば正しき型は自ずから備わる。そこに自然がある。そこに自由がある。強健術練習法の型はこの中心より自然に迸り出た合理的産物である。そして奔放自在の大精気が活躍している。などと強健術の基本的立場を主張している。

「気海丹田」と「気合」

肥田は人体中心の位置を次のように定めている。


第一に、上体を伸ばし推骨と仙骨との接合点（A）に力をいれて反り、体の重さが両足の中央に落ちるような姿勢を執る。

第二に、仙骨の上端と臍とを結ぶ線は地平に対して平行とする。鼻柱と胸骨の中央から地平に垂直線を下ろし前平行線との交点（B）は臍の位置で直角に交わる。

第三に、推骨と仙骨上端接合点（A）と腹腔前方下部恥骨縫際とを結ぶ点（C）を、それぞれ結んで直角三角形とする。

第四に、各々の角を二等分した直線を引きくと三線は一点に合流する。其の点が人間の重心の存する処である。更にその重心点から直角三角形に内接した円を描く。円周が前垂直線と接した点を古人のいわゆる気海丹田の位置であるという。凡そ臍下一寸三分にあたる。腹中にこの球を想像し中心力を造ると球の表面から球心に向かって同一の圧迫力を生じる。これが強健術の根本的な腹部の球状緊張を形成する。

また肥田は日本古来の精髄である「気合」を以って終始することを練習法の生命であるとしている。「気合」は気海丹田に潜む内に充実した中心力を外に自然発動する刹那の精神力であり川合式強健術の修練には欠かせない行動であると考えている。

西式強健術

西勝造《にしかつぞう》（一八八四～一九五九）は神奈川県高座郡に生まれた。

西の本業は鉱山土木技師であるが経歴からみると電気・鉄道等の技術も習得している。後には「西式健康法」と呼ばれる健康法を創始し健康法研究家となっている。

自身が頑固な胃腸病のため様々な医学療法を受けた経験を基に、当時盛んに行われていた各種健康法について研究を重ね独自な健康理論を作り上げたといわれている。

現在においてもその健康法は伝承者により継承され行われている。

西の健康体験

西は自己の健康体験について『西式断食療法』（実業之日本社刊）において次のようにまとめている。

幼少時代は活発で健康であったが横浜扇町にあった親戚の商店で働き、好きだった脂の濃いものばかりを食べた。そのため甚だしい消化不良に冒されていた。多くの医師にかかりまた薬も変えてもらったがあまり効果が現れなかった。そのような状況で学校も休学が多く、築地の工手学校（工学院の前身）の土木科を苦学して卒業した。二十一歳で三井鉱山会社に入社し、間もなく三池炭鉱に転任となった。明治四十四年には三井の研究生として明治専門学校に派遣された。その後大正六年奨学金を得てコロンビア大学に留学した。

この時代の西は殆ど疾病治病に明け暮れしていたが、たまたまフォレス・フレッチャーの書物を手に入れ読破した。フレッチャーは食物をよく咀嚼し食物の分子から最大量の栄養を抽出して、真に人体に必要とするだけのものを食べる事という説を簡略に記述していた。

今までの関わりでは病気の治療にのみ務め、いかに健康を保つかを説く人がいなかったが、このフレッチャーによって自身の進むべき路が開かれたことを知ったと述懐している。

また昭和初期の大ベストセラーとなった『西式強健術と触手療法』（実業之日本社刊）によれば、西は生来胃腸が弱く三十代位まで神経衰弱（気分障害またはうつ傾向）もあった。その頃より健康体を求めて古今東西の強健法を研究し和漢洋の文献を読破した。

例えばスチル氏のオステオパシー、ノックス・トーマス氏のナチュラパシイ、アブラムス氏のスポンディロテラピー、ラスト氏のラジカルテクニック、パーマー氏のカイロプラスティック、マレー氏のソマパシー、フィツゼラルド氏のゾノテラピー、岡田式静坐法、中井氏の自彊術、藤田式息心調和法、江間式気合術、石井氏の生気療法、坂本氏の屈伸道など三百六十二種にのぼる。

西式強健術はこのような各種健康法を基本として組立てられ、西の土木工学的知識によって理論付けされている。

西の最初の単行本である『西式強健術と触手療法』は、前編「強健術編」と後編「触手療法編」とに分けられ、前編には強健術の準備運動、正しい脊椎、疾病予防と疲労回復の運動法、胃腸の消化作用、血液循環の新説、生水を飲む、心のもちようで健康などについて述べ、後編では合掌の四十分行、人体への酵素偉力、合掌の治療的効果が記述されている。

西強健術のプロセス

西の強健法はまず準備運動から始める。運動は一から十一まであり、両肩、頭、腕、掌を動かし、次に脊椎、腸の運動を同時に行う。

また毎日生水を一升ないし二升飲むこと、そして「必ず健康になる」という信念をもつことが要点となる。西は腸の運動と腹式呼吸とは関係なしに腹部を膨らませたり凹ませるだけでよいとしている。

西理論のユニークなところは、血液循環の理論はその原動力を心臓に求めるのではなく、内臓や皮膚の体全体に分布する動脈管と静脈管の先端を連結する毛細管にあると考えたことである。土木工学的発想を循環生理学の分野に敷衍している例であるが、当時の医学者、生理学者からは批判され冷笑された。

触手療法

触手療法の合掌については仏教およびキリスト教の合掌を引用している。

五指を各指に密着させ両脚は同一物質の平面に置く。万一両脚の末端が絶縁物質上にあれば必ず末端を相接触せしめる。肘の位置は心臓以上に掲げる。これを連続四十分間行う。

また、本書後段では西式強健法と触手療法を適用する疾病数種を挙げ、後に六大法則となる平床寝台、硬枕利用、金魚運動などを推奨している。

西式健康法

現在の西式健康法では四大原則として、栄養、四肢、皮膚、精神が、六大法則として平床寝台、硬枕利用、金魚運動、毛管運動、合掌合蹠運動、背腹運動が提唱されている。

田中聡氏によれば西式健康法の基本となっているこの六大法則が完成したのは大正八年（一九一九）で、実際にその健康法が展開されたのは大正十一年（一九二二）であるという。

二　強健法ブームの背景

明治から大正を経て昭和初期の時代においては民間療法も宗教的な霊術、迷信、伝統的な本草医方、経験的な医術、近代自然科学、病理学細菌学的医学などが無秩序に入り混じり混沌としていた。

健康法も禅などの宗教的な精神修養を基盤とする呼吸法を中心とした心身の鍛錬法と、運動生理学的根拠に基づく身体機能の向上を目的とした運動法とがあった。また双方がコラボレーションされている健康法も考案された。

大正期は明治の日清日露の両戦争を経て、その初期には第一次世界大戦にも参加している軍事的風潮の強い時代である。これまでの個人的で経験的な知識・概念に加え、国家体制維持のための国防の担い手を養成するという観点から、「健康」という近代理念が国民的思想として強く芽生えてきた時期でもある。

従って一般大衆がこの時代に普遍してきた徳育、知育、體育、などの学校教育によって己の健康問題についても徐々に覚醒されてきたことが窺がわれる。

マスコミの影響

この時期に民間療法、食養法、強健法、断食法、神霊法などが数多く考案された他の理由としては、急速に発達してきたマスコミの影響が大きいことが考えられる。新聞購読者の増加、家庭や婦人向けの雑誌などの購読が急速に増えたことである。

そこに掲載された事例、例えば生来の虚弱者が○○法で健康となった話や、家庭小説の主人公が□□法によって難病を克服した話などの記事が大衆に健康法の知識を敷衍させていった。

特に各種婦人雑誌がメディアとして登場し、近代女性としての主婦の役割を自覚させたことは、健康問題を家庭領域に取り入れ生活上の必須課題として位置付ける要因となっている。

明治二十五年（一八九二）三月逓信省により第三種郵便物として認可された『風俗画報』、明治三十九年（一九〇六）創刊の『婦人世界』、大正六年（一九一七）創刊の『主婦の友』などが誌上で読者に提示する理想的な女性像によって、家族の食育や体育などに関心を持ち家庭での能動的な役割を促したのである。

また『西式断食療法』（西勝造著・実業之日本社刊）によると大正末期から昭和初期（大正末昭和初）においては強烈な瘠せ《ダイエット》願望が当時の婦人の世界を風靡していたという。

そのために断食療法、食事療法、整容療法、マッサージ、ベルト、特殊運動療法等々が盛んに宣伝されていた。この点については現在の世相と合い通ずるところがある。

体操の普及

一方において健康法の発展に影響をもったのは体操の普及である。近代の体操は十八世紀のドイツにおけるフレデリックの平行棒、鉄棒、同時期のスウェーデン体操などが行われており、それが次第にヨーロッパ・カナダに広がって発展した。

日本における体操の普及は明治中期とされている。明治二十六年（一八九三）十二月十日発行の『風俗画報』第六十二号二十八頁には

小学生徒に體操を課したるは学令施行の初めよりにして従来の寺子屋風若しくは漢学者流の教育法を更新して真正の教育法即ち徳育知育體育を併せ行われしむるものなり先ず柔軟體操より漸く器械體操に至るまで習い熟し又小学より中学に移りて操銃錬兵の一斑を知りたらんには他日国家有事の秋に幾分の効用あると疑いなく仮令操銃までも習はざるも身體強健ならされば折角学業成してイザ世に出て国家民人の為に尽すことあらんとするも云々

との記述がある。

また、同画報の二十八頁と二十九頁の間には柴山道人による挿絵があり、高等三年生裁縫之図と並んで高等二年生亜鈴體操之図が描かれている。この裏表紙には「體操」と題する短歌五首と学校児童の体操図が掲載されている。

この短歌では

「舌さへもまわらぬ孩に一二三　四谷学校一年生徒　琹山人」
「教育の芝ふみ習ふ躰操の　一チニイ三と進み行く御代　来年堂鬼笑」

などと詠まれている。

学校教育による体操の全国的な普及については、このように当時の紙面メディアによっても促進されていた様子が窺がえる。

この後かなり時代が下って、大正十四年（一九二五）三月に東京、大阪、名古屋などでラジオ放送が始まり、昭和四年（一九二九）二月にラジオ体操の全国放送が開始されることにより、家庭や職場にもようやく健康法として体操が注目されていった。

ベストセラー『食道楽』

健康関連でこの時期の重要な著書としては、石塚左玄の著作『化学的食養長寿論』、村井弦斎の家庭小説『食道楽』、築田多吉の家庭医学書で赤本と称され超ベストセラーとなった『家庭に於ける実際的看護の秘訣』などがある。

また大正期に普及した民間健康法について比較研究して発行された書籍が数冊ある。

発行日順に挙げると『比較研究廿大強健法』（加藤美倫著・誠文堂刊）、『現代強健法の真髄』（大津復活・大同館書店刊）、『各種実験研究身心健康法自在』（日本體育研究会編・岡村書店刊）、『健康法辞典』（伊藤尚賢著・丙午出版社刊）などである。

右のうち三つの書籍は大正七年（一九一八）二月から九月までの八ヶ月間に相次いで発行されている。

それらの内容は当時盛んに行われていた健康法等を比較検討し、著者または編者の見解を述べたものである。これらの書籍の発行がこの期間に極端に集中していたのは単なる偶然ではないと考える。

そこにはそれ相当の需給関係が存在している筈である。伊藤の『健康法辞典』はそれらの出版から約半年おくれて発行されているが、内容はやはり三社と同様の各種健康法の実際を集めたものである。

断食療法ブーム

この時期には断食療法も同じようにブームとなっていた。主な断食療法書として

『断食療法』（西川光次郎著・北文館刊）

『断食療法論』（市原鶯頭著・帝国数理学会刊）
『短期実験断食療法と其の効力』（宮原立太郎著・広文堂書店刊）
『弦斎式断食療法』（村井弦斎著・実業之日本社刊）

等が数年の間に集中して出版されている。

前述した各種健康法比較書においても『現代強健法の真髄』が断食強健法として、『廿大強健法』では断食療法という章を設けて紹介している。このように断食療法は食餌療法の一部として健康法体系に位置付けられていたものと思われる。

近年断食療法は医学的根拠に基づいて、歪められ不安定になった生体活動を本来の正しい活動にリセットする役割を有するものと考えられている。

古代から経験によって食を断つ健康法が行われていたことは、先人達の生活の知恵の奥深さを改めて認識させられる。また同時に玄米菜食法や自然食法、温泉療法などの物理療法も健康法の一環を成していたことは、昭和期に続く各種健康法の内容をみても明らかである。

当時の健康法ブームの背景についてはすでにその一端を述べたが、このように健康法の書籍出版を競い合うほどの社会的ニーズが全般的に存在していたものと考えなければならない。言い換えればその時代を生きる人々は各種健康法の本を渇迎していたことが考察できる。

即ち大正期というこの変動の時代には、肉体的精神的に不安定な独特な社会環境が存在し、一種の健康不安状態が熟成され、疾病罹患脅迫観念からの逃避者、健康長寿願望者など、多種多様な健康観念や知識欲を有する人々が醗酵する泡の如く発生したのではないかと考える。

いずれにしてもこうした健康法ブームを醸成させたバックグランドについては更に調査研究する必要があろう。

第三章　強健法の比較考察

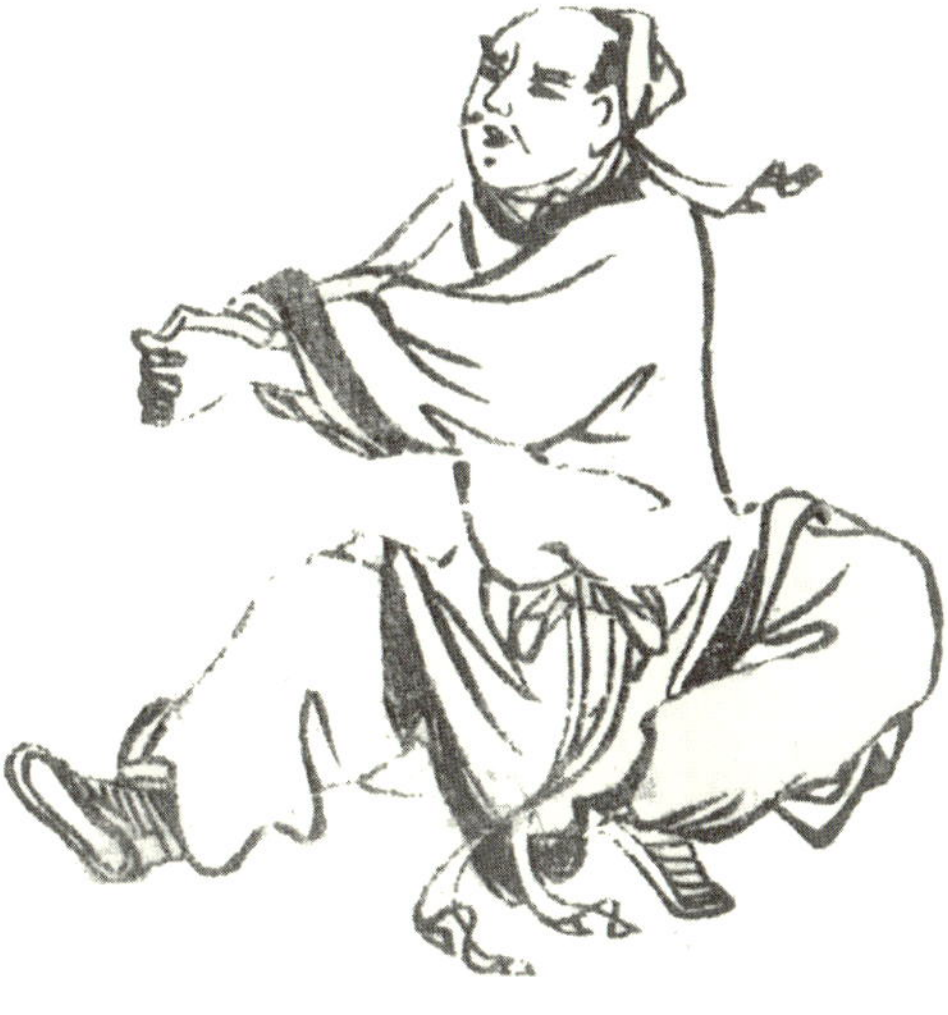

『食物和解大成《ショクモツワゲタイセイ》 肝臓法』より
（元禄十一年・1698 年）
（筆者蔵）

はじめに

大正という時代に何故多くの心身鍛練法が生まれたのか。

まるで蒔かれていた種が春を迎えて一斉に芽を吹いたように、または雨後の筍のように各種の強健法が発生している。その要因として前章末尾に変動の時代においての健康不安定状態の存在を想定した。

しかし、その根源に在るもの、全体が本質的に内包する要素は何か。ある「元型」があって、それが個々に分かれて進化しながら成長を遂げ、別々な花を咲かせていったのか。

このような疑問を捉え、できればその過程を更に明確にしたいと思い、大正期の各種強健法について以下に考察を試みる次第である。

強健法の醸造

大正期における強健法の発生経過について、例え方を仮に酒の醸造過程とするならば次のような説明となる。

各種の強健法という酒は、明治中期から仕込まれた近代医学的な知識という種（麹）によって色々な特色を持つ強健法という酒に醸造されていく。出来上がる強健法酒の味はそれぞれ異なるが、元の麹は同じであるからその成分に大差はないであろう。そして各種強健法書（醸造酒）の歴史的な出版経過（醸成時期）からみると、初期の発酵過程は明治末の明治四十年から四十五年、発酵の最も盛んな時期が大正五年（一九一六）から大正十年（一九二一）の間の五年間で、大正十年から後の昭和五年（一九三〇）頃までの十年間はその名残であって発酵時期の終末過程となる。

大正期は明治と昭和両大山の狭間でありながら、この時期に発生する多くの健康法とその普及の観点からみるならば近世日本史上特筆すべき時代であったものと考える。以下前章で述べた代表的な強健法の特徴について比較検討する。

各種強健法の特徴

■藤田霊斎の「心身調和之修養法」

組織的調息法として努力呼吸、丹田呼吸、体呼吸を推奨し、組織的調心法では腹讀、観念、個心、確信のプロセスを説いている。平野重誠の「病家須知」を自身の丹田呼吸と同じであるとし、二木と異なる点は、精神作用を組織に働かせると主張するところ、および観念が精神であり肉体であるとしているところなどである。

■二木謙三の「健康の第一義二木式腹式呼吸健康法」

坐る姿勢を正し呼吸する方法を推奨し、呼吸生理学的説明のもとに胸腹式呼吸が最良であるとしている。また、動の呼吸静の呼吸についての概念は、平田胤篤の「志都之岩屋」における気の循環と気海への胆力の蓄積、白隠禅師「夜船閑話」の内観の法と無念無想の境地が源泉となっているものと考えられる。この二木式呼吸法は岡田虎次郎、伊藤銀月、江間俊一、中村春二、肥田春充等の健康法に採用されている。

■岡田虎次郎の「岡田式呼吸静坐法」

姿勢を正して呼吸を調節する静坐によって意識のゼロ地点に到達させようとする、いわば意識の深層能力を開発する道を与える目的が窺われる。

■伊藤銀月の「簡易嶄新実用的強健法」

協議的強健、抵抗的強健、自足的強健、実用的強健などを提唱している。他の健康法については丹田呼吸を重要視する二木式腹式呼吸法、岡田式呼吸静座法、川合式呼吸法等を同義とし、特に岡田式静坐法については理想的な方法であるとしている。

■中井房五郎の「自彊術」

他の健康法とはやや異なり、自己による能動的な矯正運動を伴う体操法であり、関節可動域の拡大、筋肉の伸展、リンパ液の流通を増大するための身体運動となっている。丹田呼吸については、行程上の第一動から第三十一動までに動作として投入されていない。

■江間俊一の「江間式心身鍛練法」

腹式呼吸法、静坐法、気合法を採用している。無病長寿、霊魂の分析、精神修養などを加味した識的機能と動的機能を体認する方法であるという。腹式呼吸法は口から吸い鼻から出す仙家の法を用いる。静坐法は仏教の座禅を踏襲している。また、気合は迷想を奪い疾病を除く術であるという。

■中村春二の「疑念法」

静坐して目を閉じ雑念を払い呼吸を整えること、また、短期間の断食を行うことなどが師弟における精神の共鳴と鍛錬の実践という目的で成蹊学園の教育方針に取り入れられた。これらの修練の源泉には藤田霊歳の息心調和法、岡田式静坐法、二木式腹式呼吸法および当時行われていた各種の断食法等が参照されているものと思う。

■肥田春充の「川合式彊健術」

第一練習法から第二十練習法の筋肉トレーニング、椅子運動法、簡易強健術などで形成されている。呼吸法は胸腹式呼吸法で、根本理念は気海丹田呼吸であり藤田霊斎、二木謙三、岡田虎次郎と同じ系列にある。気合で終始する点は江間俊一と相似する。気海丹田の位置を独自の三角法によって示している。

■西 勝三の「西式強健術」

一から十一までの準備運動があるが、これは各種運動法を参照して組立てたものと想定できる。西は呼吸法にはあまり拘りを持たず、腹部を膨らませ凹ませる単純な動作としている。また、血液循環についても二木とは異なる説を有し、毛細管に重点を置いている。四大原則として栄養、四肢、皮膚、精神を掲げ、六大法則として平床寝台、硬枕利用、金魚運動、毛管運動、合掌合蹠運動、背腹運動を推奨して指導する。他に触手療法も考案している。

本質的な理念

以上主だった大正期健康法について概略を並べてみたが、全般的な特徴（成分）は、一方において気の循環と気海丹田へのエネルギー蓄積の動力となる丹田呼吸法、および心の動きを鎮め重心を安定させるための形として重要な静坐法がある。他方において能動的な運動法による身体の器械的緊張と弛緩および精神の行動的鍛練法がある。この静と動の形態が内臓する根源的構造には本質的理念を共有するものであると考えられる。

前章「強健法ブームの背景」で述べた如く、大正期においては学校教育や新聞雑誌などにより、健康に関する関心は国民の間にかなり高められていたであろうと想定される。従って呼吸生理に関する知識も、知識階級を中心に相当な割合で認識されていたものと思われる。

肺結核の治療

もう一つの理由としては、当時の社会では重要な課題となっていた肺結核の治療の問題があった。其の頃では肺結核の治療に抗菌作用のある薬はなく、大気安静療法と栄養療法による自己免疫強化によるいわゆる自然治癒療法が中心であった。

結核患者は隔離治療のため結核療養所に収容された。療養所は人里離れた空気の清浄な海浜や高原の保養地に多く設置されていた。治療や予防に清浄な大気の持つ自然治癒力が大いに期待されていたのである。呼吸による健康法は、このような衛生学的社会環境の背景もあって、健康法の一環として各種健康法の中に採用され積極的に実施されたものと考えられる。

呼吸法の根拠

大正期の呼吸による健康法（呼吸法）は、藤田霊斎と二木謙三が腹式呼吸と胸腹式呼吸としてほぼ同時期に提唱している。どちらも原典にはあまり違いないようであるが、藤田は精神作用を重視し、二木は生理作用に重点を置く。

ここで両者における呼吸法の提唱根拠を文献的に比較調査してみたい。

『心身調和之修養法』（藤田霊斎）序文執筆者の一人で当時の代議士である島田三郎（沼南）によると、藤田霊斎の提唱する組織的呼吸法は、平野重誠の『病家須知』（写書）に記された呼吸法の内容を踏襲しているものであるという。また修養法書の中では、呼吸の生理作用に関する考え方が二木謙三と同じであること、二木の腹式呼吸方は藤田の丹田呼吸とほぼ一致していることなどが述べられている。

平野重誠は武士出身の医学者であるが『病家須知』は天保三年（一八三二）の自誌とされている。平野がどのような文献を参照したのかについても全く記載が無く不明である。しかし、その内容からみると貝原篤信や白隠禅師の丹田呼吸、また平田篤胤の気の循環などを下敷きにしていることが推測される。

二木が拠り所にした書物

二木の腹式呼吸では白隠禅師の説（内観の法・無念無想の境地）、平田篤胤の説（気の循環と気海への胆力の蓄積）などから「動」の呼吸と「静」の呼吸を会得することを目標としていることがわかる。

『夜船閑話』序文（窮乏庵主饑凍選＝白隠の戯称）では、同文は宝暦丁丑（一七五七）正月二十五日の首題とある。また、出版業者によって白隠禅師の古い草稿の中からこの本の刊行を依頼されたと記されている。しかもその原稿は紙魚に半分以上食われ、徒弟が訂正書写したものであるという。白隠がかなり前に書いたとするとその時期はいつごろであろうか。

■壁生草

『白隠禅師・夜船閑話』高山　峻著によれば、明和三年四月（一七六六）『壁生草』の巻三に

自分は宝暦七年の春『夜船閑話』という仮名物を述べて、大体内観の始末を記述した。近年になって僧俗を問わず男女を選ばず『夜船閑話』に述べた内観の功力によって、難治の重症また十死に一生のもの、あるいは必死の病難を治したといって自分の所に来て礼謝する者、数え切れぬほどである

と書かれている。但し原本は確認していない。

また、伊豆山格堂によれば『夜船閑話』は寛保元年（一七四一）白隠五十五歳の時『寒山詩闡提記聞』巻一に既に著されていて、その十六年後単行本として刊行されたものであるという。

■養生訓

ここで正徳三年（一七一三）正月に刊行された『養生訓』との関連性について考察してみたい。何故ならば白隠の「気海丹田に神気を充たしめること」と貝原の「真気を丹田におさめるること」は全く同じことを述べているからである。

白隠の『夜船閑話』が伊豆山格堂の解説の如く寛保元年（一七四一）の刊行であれば、貝原の『養生訓』から二十八年後に刊行されていることになる。

先述の『夜船閑話』窮乏庵（白隠）序文における表現では、この『夜船閑話』がかなり古い記述であるとされている。しかしそれだけでは丹田呼吸初見時期の比較対象とすることにはなり得ない。

■丹田呼吸

日本における丹田呼吸記述の初見時期については、近年出版されている「丹田呼吸」解説書の多くは採用文献として『夜船閑話』を第一に挙げている。しかし記録的には貝原の『養生訓』が二十八年先であったことは明らかである。年齢的には『養生訓』が刊行された正徳三年（一七一三）の貝原は八十三歳で、当時の白隠は二十四歳前後であるが、両者の中国古典書籍研鑽範囲などについては比較出来ない。

『夜船閑話』本文の記述によるとそれより三年前の宝永七年庚寅（一七一〇）正月中旬に、二十四歳（『白隠年譜』では二十六歳）の白隠は山城の國（京都市）白川邑の白幽子を訪ね「内観の秘法（丹田呼吸法を含む）」を伝授されたことになっている。

これは白隠の創作による伝説的な人物設定と考えられているので、この『夜船閑話』に登場する白幽子という人物の言葉を借りて白隠自身の考え方を説いているものと捉えた方がよい。

なお後世解説者によれば、文中の白幽子は年齢不詳で石川丈山の師（実際とは不一致）であり、信濃飯山の正受老人（道鏡慧端）の指導を受け悟りを完成させたということになっている。

■夜船閑話

白隠は、現代的に言えば「禅病」（仮称・禅修業によって発症する心身の障害）とも命名できるような修行僧の健康障害の存在について言及している。そこで高山俊の『白隠禅師・夜船閑話』における左記の本文を参照する。

すなはち云はく、若し是れ参禅弁道の上士、心下逆上し、身心労疲し、五内調和せざる事あらんに、鍼灸薬の三つを以て是れを治せんと欲せば、縦ひ華陀扁倉と云へども、輙く救ひ得る事能はじ、我に仙人還丹の秘訣あり、儞が輩、試に是を修せよ。奇功を見る事、雲霧を披いて皎日を見るが如けん。

右の大意は次のようになる。修行者が参禅修業に没頭していると、心悸が昂進したり頭がのぼせたりして身心の疲労感が強くなり、次第に内臓（五内とは五臓六腑のこと）が調和を失い、遂に機能不全に陥ることがある。その場合に鍼灸薬（当時の病気はこの三つで治療した）で治そうとしても、それはたとえ古代中国の名医（華陀、扁鵲、倉公のこと）であっても簡単に治療することは難しい。

そこで我には仙人の丹薬のような秘法（内観法のこと）がある。お前達は試しにこれを行ってみるがよい。おそらく雲や霧が晴れて輝く太陽を仰ぐような不思議な効力が得られるであろう。

本文は続いて治療法（内観法）について説いている。

もし、此の秘要を修せんと欲せば、且らく工夫を抛下し、話頭を拈放して、先ず須らく熟睡一覚すべし。其の未だ睡りにつかず眼を合せざる以前に向って、長く両脚を展べ、強く踏みそろへ、一身の元気をして臍輪気海、丹田腰脚、足心の間に充たしめ、時々に此の観を成すべし。「我が此の気海丹田、腰脚足心、総に是れ我が本来の面目。面目なにの鼻孔かある。我が此の気海丹田、総に是れ我が本分の家郷、家郷何の消息かある。我が此の気海丹田、総に是れ我が唯心の浄土。浄土何の荘厳かある。我が此の気海丹田、総に是れ我が己心の弥陀」弥陀何の法をか説くと打ち返し打ち返し常に斯の如く妄想すべし。妄想の功果つもらば、一身の元気いつしか腰脚足心の間に充足して、臍下瓠然たる事、いまだ篠打ちせざる鞠の如けん。

昭和五十八年発行の『夜船閑話』（伊豆山格堂著・株式会社春秋社刊）には、本文記載中の「総に是我が本分の家郷、家郷何の消息かある」の文言はない。白隠の原本を参照していないので文節の存否についてはわからない。

そこで「禅病」はなぜ起こるかという問題についてであるが、この後に続く白隠本文の各処にその要因が記載されている。その内容を総合して勘案すると、禅病は現代のメンタルストレスによって起こる心身症または不眠症から発展する心療内科的な病態とよく似ている。

この病態に対して白隠の秘法（治療法・内観法）は、丹田に気を集め、一定の文言を繰り返し、与えられた観念を想起し続けることによって、次々に沸き起こる雑念を払拭するという手法である。今日的に表現すれば一種のサイコセラピー（暗示療法および自己催眠法などを含む心理療法）とも云えるのではないだろうか。

この「内観法」をうつ病回復期などの自己調整手段として試みることも一案であろう。

二木にとっての三傑

貝原益軒《かいばらえきけん》（一六三〇〜一七一四）
筑前福岡藩士である貝原寛斎の五男として生まれた江戸時代の本草学者、儒学者である。十八歳より福岡藩に仕え、京都に留学し、本草学、朱子学等を学び帰藩ののち藩医となった。大変な読書家であり、その博学多識な才能を藩の講義や生涯の著書によって世に示した。主な著書に『大和本草』『菜譜』『花譜』『養生訓』『和州巡覧記』等がある。名は篤信、号を柔斎、損軒、益軒などと称した。

白隠慧鶴《はくいんえかく》（一六八六〜一七六八）
駿河国原宿の生れである。十五歳で出家し諸国を行脚して修行を重ねた。後に臨済宗を復興させ江戸中期の同宗派中興の祖と称された禅師（後桜町天皇の勅諡により神機独妙禅師を賜る）である。

平田篤胤《ひらたあつたね》（一七七六〜一八四三）
出羽久保田藩（秋田市）の藩士大和田清兵衛祚胤の四男として生まれた。後に江戸時代後期の国学者・思想家・医者・神道家として明治維新の原動力となった人物で、復古神道の大成者とされている。若き二十歳の頃には故郷を出奔し江戸に出ているが、その理由はよくわかっていない。二十五歳の折江戸において、山鹿流の兵学者である備中松山藩藩士平田藤兵衛篤穏の養子となった。その後本居宣長に心酔し、『霊能真柱』をはじめ多くの講本や著書を執筆している。文化三年には私塾「真菅乃屋」（文化十三年に「気吹舎」と改称）を開き以後多くの門人を排出している。

白隠と貝原の呼吸思想

さて、丹田呼吸について更に検討してみることにする。

まず白隠の丹田呼吸思想は、元時代の医家陳至虚「金丹大要」、天台の実践的観心門の基本聖典とされる「摩訶止観」、『荘子』の内編第六大宗師編等に基づいているとされる。

一方、貝原の丹田呼吸は華佗（中国東晋の伝説的な医師）の編纂とされる医学書『黄帝八十一難経』（難経）にその出自を遡ることができる。

両者の共通した記述としては、漢方の経絡学説に基づいた径脈本幹となっている「十二経脈」を説明していることが挙げられる。

また前述の『金丹大要』十六巻には経絡について「人に真一の気有り、丹田の中に降下する則は一陽また復す」の文がある。

両者に『素問』の導引、吐納の深呼吸法などが参照されていることも後世の研究者から検証されている。

丹田呼吸の真髄に迫るのには、このような東洋哲学的な研究が不可欠となっているようである。

プルシャ

この時代（十七〜十八世紀）の思想家、宗教家、儒者、医家等には、中国古典医学書の研究者も多くいたであろう。

その中に人間の宿す「本然の性」または「理」（プルシャ）を見出す方法の一つとして「丹田呼吸」を修錬の形として修業すべきであるという考え方、或いは宋儒思想または朱子学の理念による「静坐の実践」の思想が多く教導されていたとしても特に不思議は無い。

いずれにしても各種呼吸法の源泉には中国における三教（儒・道・佛）の思想が深く関わりを持つことは確かである。

調息法

この三教思想については、明代後期の「調息法」「静坐法」との関連も含めた馬淵昌也氏（以下馬淵という）の研究報告がある。

馬淵はその中で「明代後半期以降の静坐方の規範化傾向」と題して、後に本文で記述する「静坐」との関連性について注目すべき意見を述べている。また、王畿（一四九八〜一五八三）の調息法については、天台の『次第前門』『小止観』に基づく「息の四相」に基づいて提唱したものであるとしている。

馬淵はまた、丹田についても顔鈞（一五〇四〜一五九六）の「七日閉關之法」という技法を紹介している。これは道教で用いられる「飲液」という唾液を飲み込む法、或いは「内丹」にみる丹田へ灌注して身中を循環させる技法と同じであるという。この際、師の説示が重要な存在であるとされているとの見解である。

岡田虎次郎の「岡田式呼吸静坐法」、江間俊一の「江間式心身鍛練法」、中村春二の「疑念法」、肥田春充の「川合式強健術」、等における呼吸法については、いずれもこのような丹田呼吸法が基本思想となっているものと考えられる。特に岡田の呼吸静坐技法は、明期儒教型の影響を色濃く受けて実践されているものと考えられる。

伊藤銀月の「簡易嶄新実用的強健法」では川合式呼吸法および岡田式の気海丹田に重心を置くことを推奨している。中井房五郎の「自彊術」、および西　勝造の「西式強健術」では丹田呼吸法については明確な拘りをみることができない。

静坐法について

静坐法は中国において長い歴史を持つ精神修養法の一つである。その始まりは恐らく仏教の瞑想的観照的意識体験として内観的に構成された修業形象であったろう。

そしてその到達過程と展開は無限に深く広く、人間の深層意識の源底を顕現する深遠なものである。

十二世紀後半の宋儒においては、静坐の持つその心理的内的深遠性に沈溺することを戒め、致知在格物（知を致すは物に格るに在り）を本として事物の理を窮め到達することを求めている。日本においては、前掲の十七世紀後半の禅師、または儒学者によって呼吸法と共に実践された。

時代が下って大正期には、静坐法は静の鍛錬法で運動法は動の鍛錬法とも捉えられている。大正期の健康法書では、静の鍛錬においては静坐、調息、重心の安定が基本にあり、動の鍛錬には筋肉の緊張、弛緩、関節可動閾の拡大、矯正運動などが組み合わされ、動作には気合をもって迷いを飛ばす方法が重要視されている。

静坐と正座

ここで言葉の意義をあらためて整理しておく必要がある。「静坐」と「正坐」の言葉の意味が区別されて使われたのはいつ頃であろうか。

大正初期に遡って語彙をみると、当時の一般的な辞典である『大字典』（講談社刊）では、「正坐」は威儀正しく坐すること。「静坐」は静かに坐すること。座禅の如く心をおちつけて端座することと説明している。また同時代の辞典で『故事熟語大事典』（寶文館刊）においては「正坐」の項はなく、「静坐」は心を落ち付けて静かに坐するなりとし、出典としては『玉潤雑書』を引用している。

『玉潤雑書』の引用例文については、『学研国語大辞典』（学習研究社刊）でも「又真徳秀曰、要人静定其心自做主宰。―以下は前掲『故事熟語大事典』と同じ文章―」を引用している。

以上のように『玉潤雑書』引用においては、『故事熟語大事典』と『学研国語大辞典』とが同文で、出版順序からみれば大正二年の前者『故事熟語大事典』が初めとなる。

各事典が引用する例文のように「静坐」という言葉は中国の儒教、仏教、道教等において、主に心身を静めるための座法として古くから使われていたものと思われる。

それは礼儀作法による「正座」と呼ばれる座法とは少々意味合いが異なることは明らかである。宋、元、明の時代、中国の儒学者は静坐を実践するものが多かった。

但し静坐による心理的変容とそこから齎される経験は、現実の社会秩序の重要性を希薄化する危険を孕むものとして、後に朱熹（朱子・一一三〇〜一二〇〇）を初めとして静坐のもつ危険性を警戒する学者が増えてきた。

静坐の有する経験意識として、人間の社会的関係性の中における正しさの在り方が具体的形態を離れるという非日常的な意識体験を持つこと、静坐は無分節の心体へと沈潜していくという深層意識体験が指摘されている。

この点が静坐を深く認識するためのキーポイントとなるのではないか。それには無分節の観念について十分な理解が必要となってくるであろう。では無分節の心体とは一体何であろうか。

井筒俊彦氏（以下井筒という）の著書『意識と本質』はこの点を綿密に解説している。「静坐が無分節の心体へと沈潜してゆく」過程を説明するためには、かなり心理的深遠性のある解析が行われている。心理学の専門家は別としてこれはなかなか簡単に飲みこめる理論ではない。

それはそれとして、次にこうした文献的な考察とは別に、風俗的な習慣としてはどのような態様を有するのかを考えてみたい。

正座の源流

仏教においては、伝説無量寿経・伝説観無量寿経等にみられる長跪合掌《ちょうきがっしょう》（跪いて合掌すること）が正座の源流であるとされている。

長跪合掌は、仏教とともに日本に入ったインドの習俗で、相手を敬い尊ぶ心の身体表現である。他に仏教では礼拝身相として合掌低頭《がっしょうていず》（両手の掌を合わせて頭を下げること）五体投地《ごたいとうち》（額、両肘、両膝を地につける）などが行われる。

神社新報『神道いろは』（平成一〇年三月九日第二四五一号）によれば、神社において祈祷を受ける作法には立礼《りゅうれい》と坐礼《ざれい》があり、立礼では祈祷者は胡床《こしょう》などの腰掛けを用い、坐礼の場合には正座をする。お祓いを受けるとき、神職が祝詞を奏上する際には立礼では起立をし、坐礼では正座のまま頭を下げる。しかしその起源については諸説があり明確な時期は不詳であるという。

古来から神道思想では、神々は高天原から依り代（樹木・岩石・動物・御幣など）に到来されることになっていたが、次第に仏教の伝来によるものと考えられる社《やしろ》に定住する神となった。

『延喜式』には三千三十二座の神と記されているところをみても、坐神《います》という概念があったことを裏付けることができる。正座という言葉は一般的に江戸以前には用いられていないとされている。膝をそろえて畳み背筋を伸ばし頭を正面に向けて座ることが、正しい座り方であるという概念は、江戸時代初期に幕府が小笠原流礼法を取り入れたことから始まるという説もある。

『日本人の座り方に就いて』（入澤達吉著）によると元禄から享保時代に広まったということである。

『養生訓』（貝原篤信著）には

坐するには正坐すべし。かたよるべからず。燕居（くつろいだところ）には安坐（あぐらなどのこと）すべし。膝をかがむべからず。又よりより牀几《しょうぎ》にこしかけ居れば、気めぐりてよし。中夏の人はつねにかくのごとくす。

との文言がある。

武家の礼法、茶道などにおいてばかりでなく、正坐が広く正式な座り方とされていたことが窺われる。

ゼロ・ポイント

大正期における静坐という言語は、岡田虎次郎が始めに使ったとされている。『静坐・岡田虎二郎その言葉と生涯』（無名会刊・笹村草家人編）の中に岡田虎二郎の言葉として次の文章がある。

自己から始まるのは一である。科学から始まるのは二である。静坐はゼロである。

ここで岡田のいう「ゼロ」とは、その他の考証がないので想定の領域ではあるが、静坐という準備段階を経た宋儒の実践する意識訓練の最終的な到達点であると考えられる。

岡田が確信したこの「ゼロ」については、静坐の「本質」探求の見地を述べている前掲の井筒の説を再び参照したい。

静坐も窮理も理論的には『中庸』の「未発」「已発」の概念に基礎を置く。「未発」とは、第一次的には心の未発動状態。同時にそれは全存在界の未展開状態をも意味する。意識のゼロ・ポイントでありながら同時に存在のゼロ・ポイントである。

まさにサーンキヤ哲学（インド六派哲学の一派）のいわゆる「未展開」である。「未発」の深まりは、ついに意識の最後の一点、意識のゼロ・ポイントに究極する。

つまり「未発」の水平的延長或いは広がりが、同時に意識のゼロ・ポイントに向かう垂直的深化でもある。意識「未発」が意識「已発」の源泉であることによって、そのまま全存在生起の源泉でもあるということである。

この意識即存在の視野において、「未発」は周濂渓のいわゆる「無極」であり、その「無極」が同時に「太極」となる。まさに朱子の「無極而太極」である。

岡田虎次郎が、井筒の論述しているゼロ・ポイントと同じ意識階層構造モデルについての思想展開を行っていたのかどうかについては全く判らない。

しかし、「未発」の極点を窺わせる「静坐はゼロ」であるという言葉の始まりに、「自己から始まるのは一である」と述べていることは、恐らく朱子学の「居敬《きょけい》」（宋の程頤《ていい》の説・居敬窮理《きょけいきゅうり》）に心を置く意味であると考えるが、「已発」の自覚と捉えてもよいのではないだろうか。

それが肯定的な前提となるが、岡田のいうゼロは井筒の解説するゼロ・ポイントとほぼ同じ意識領域の存在次元と成り得る。

野村英登および吉永進一によれば、明治三十九年（一九〇六）に東京に道場を開いた岡田式静坐法は、明治から昭和初期に流行した種々の健康法のうち、最初期のもっとも有名な健康法の一つであると述べている。

動揺

岡田の死後、静坐会を引き継いだ岸本能武太氏の著書『岡田式静坐三年』によれば、「静坐の姿勢」「逆呼吸」「身体の動揺」がその特徴であるという。静坐の姿勢は重心との関連で理解される。

しかし、逆呼吸については、其の表現が適正かどうか理解しにくい。身体の動揺については、必然的な現象ではなく、当然個人差を考慮しなければならない。

その発生要因も心理的、身体的に多様性があり、現段階では根拠と蓋然性に乏しい。

『心身修養岡田式静坐法』（実業之日本社刊）においては、

勢坐《(ママ)》日を重ねるに従って、体内に一種の動力起こりて、身体自然に動揺し来ることあるべし。動揺の調子は区々一定せず、而も如何なる動揺もすべて自然にまかせ置くべし。動揺の程度激しくとも驚くに足らず。又動揺少しも来らずとも憂ふるに及ばず。動揺の来るも自然なり。抑ゆるは不可なり。動揺の来らざるも自然なり。之を求むるは不可なり。何事も自然の侭にせよ。人力を加ふべからず。

と述べている。

同書第六編「名士の実験と効果」では、上野の三宜亭で毎朝六時から開かれていた静坐会の参加者で、諸井恒平（当時の日本煉瓦会社専務・東京毛織物会社常務）氏の経験談を述べている。

この場合には静坐初日から地震を感ずるように身体の動揺が起き、自然に身体が前後に揺るぎ出したとのことである。その状態において意識は在るが一種言うに言われぬ妙味を感じ、頭の中のごみがどんどん掃き出されるような心持がしたという。

静坐を続けて一ヶ月の後、先ずは永年の不眠症が何処かへ飛んでしまい、頭が非常に軽くなり、胃腸の具合も良くなるなど、北向きの家を南向きの家に造り替えた程心身の状態が変わったと述べている。

その他、「多年の神経衰弱一朝にして全快」（保岡勝也・工学士）、「静坐によりて慢性胃腸病快方に向ひし実験」（高田早苗・早稲田大学学長）、「楽天的精力主義」（巌谷小波）、等々が記載されている。

これらの静坐体験記事から、当時の参加者には特に精神神経系統においての効果が表明されていたことが認められる。

現在、呼吸法や静座をメンタルヘルスケアや心身の自己調整手段として導入することは、「大正のストロングヘルス」活用の一つと考えるのでこれからの進展を大いに期待するものである。

【注】

■玉潤雑書

『玉潤雑書』欧陽文忠公嘗問杜祁公、何以禦暑。公曰、唯静坐可以避暑。又真徳秀曰、要人静定其心自做主宰。又朱熹曰、明道教人静坐、李先生亦教人静坐、始学工夫須是静坐、則本原定。又曰不必尽日読書、或静坐存養、皆是用功処。又曰読書閒暇且静坐、教他心平気定。（『故事熟語大事典』寶文館刊）

■正座

「正座」・「正坐」は礼儀正しくきちんとすわること。端座。空也和讃「正座十劫の昔より慈光世界を照らす也」・後漢書―儒林伝序「饗射礼畢、帝正座自講。諸儒執経、「静座」・「静坐」は心をしずめてすわること。精神を統一して端座すること。艸山集―二一・次拾得韻「要得金剛心時々修静座」・玉潤雑書「欧陽文忠公嘗問杜祁公、何以禦暑。曰、唯静坐可以避暑禦暑」韓非子―十過「因静座、撫琴而寫之」・儒家で、座禅のように心を落ち着けて端座すること。じょうざ（『日本国語大辞典』（小学館刊）

■静座の危険性

一、静坐の実践は、儒教の本来重視する人間の社会関係性の中における正しさの在り方が具体的形態を離れて、「無分節の心体」へと沈潜してゆく傾向がある。

二、唯一絶対性が希薄になり、仏教・道教の唱える根本的存在と容易に同一視する危険性が常に存在していた。

三、明代後半期には、それまでの曖昧な静坐への言及に換えてより明確で具体的な手引書が現れることとなり、それには静坐の実際・心得が詳しく説かれている。
四、この時代の儒学者たちは静坐の有効性と随伴する危険性との中で常に揺れ動いていた。
五、清代に入ると朱子学が再度多くの士大夫の支持を集め、静坐は全体的状況の中で従前に比して否定的に言及されることが多くなり、基本的には限定的にのみ用いられることとなっていった。

■無分節の心体

一、四書の一つである『中庸』に「未発」「已発」の概念がある。未発とは喜怒哀楽之未発とあるように心の未発動状態である。それは全存在界の未展開状態を意味し、意識のゼロ・ポイントである。已発とは意識のゼロ・ポイントから何らかの方向に発動した状態における心である。
通常の場合、我々の心は已発の状態にある。已発意識はよく観察すると連続ではなく断続である。一つの感情は生起と内的緊張と弛緩を経過してゆく。心は動から静に移る。そしてまた動いて次の新しい緊張に入る。一つの心の動きと次の動きとの間には瞬間的に全く動いていない状態が想定（または経験）される。それが瞬間的に実現する未発状態である。
二、修業道としての禅ではその道程を見性体験を頂点とした左右に広がる山の形に形象化する。この三角形の底辺は経験的世界、頂点に向かう一方の線は向上道、頂点から経験的世界に向かう下降線は向下道である。禅者の在り方としては向上道は未悟、向下道は已悟の状態。経験的世界（現象的事実の世界）から出発して上に登り、頂点に達してまたもとの経験的世界に下降する。
この実在体験の全過程を未悟―悟―已悟という形とし、それを分節（Ⅰ）―無分節―分節（Ⅱ）に置き換える。三角形の頂点をなす無分節は、意識・存在のゼロ・ポイントである。無分節は未分節ともいう。

意識の在り方としても存在の在り方としても、事物相互の間や事物と自我との間に認めている一切の区別、つまり分節が一掃された様態なのである。

三、静坐は構造的にその初段階において、一つの心の動きと次の動きとの間に瞬間的に垣間見る未発を未発として捉えた上で、その間隙をできるだけ延ばして把持しようとする訓練である。宋儒が静坐とは座禅の場合のように心を徒に空無にしてしまう訓練ではなく、経験的世界の中で心の動そのものの中に心の静を求めようとするのだと強調するのはこの所以である。

第四章　民間療法（ホームリメディ）

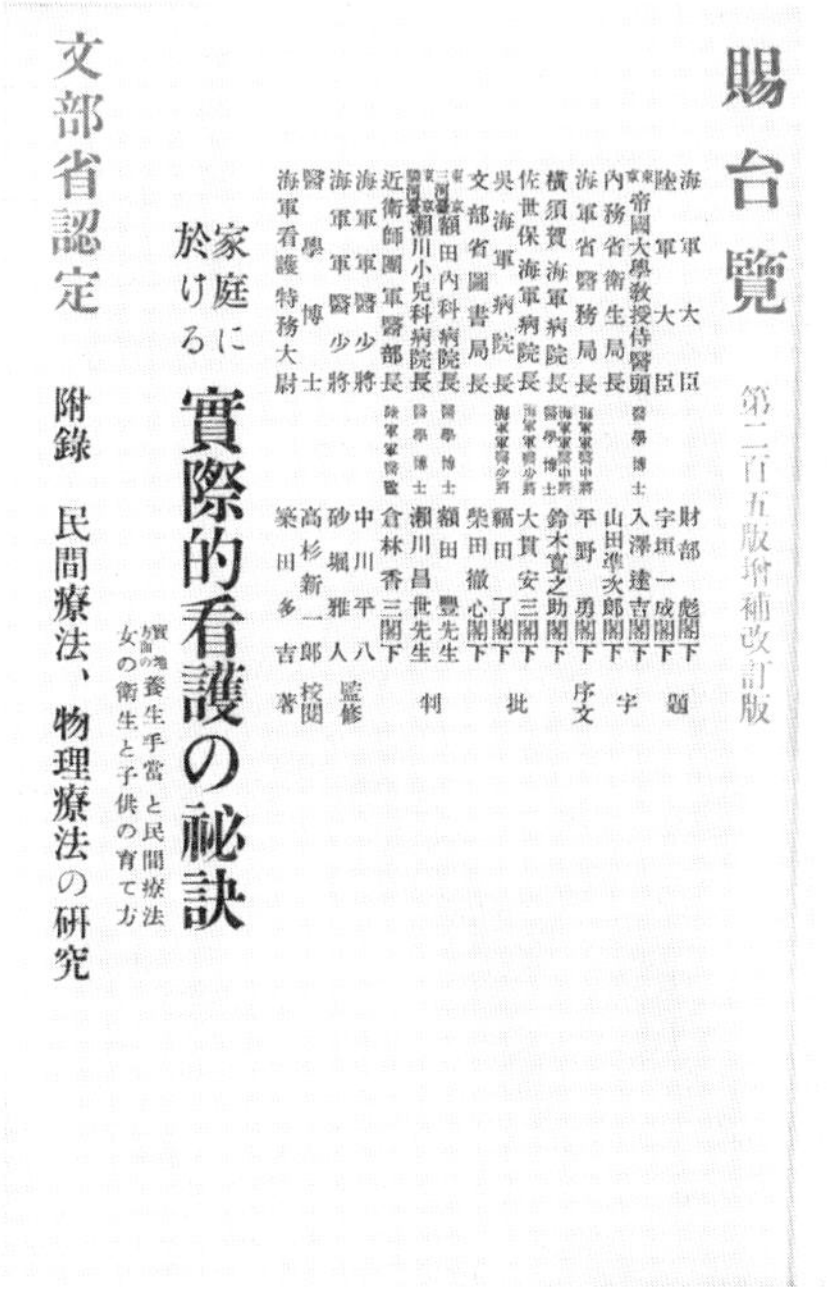
賜台覽
第二百五版增補改訂版
海軍大臣 財部彪閣下 題
陸軍大臣 宇垣一成閣下
東京帝國大學教授侍醫頭 醫學博士 入澤達吉閣下 字
內務省衛生局長 山田準次郎閣下
海軍省醫務局長 海軍軍醫中將 平野勇閣下 序文
橫須賀海軍病院長 海軍軍醫中將 醫學博士 鈴木寬之助閣下
佐世保海軍病院長 海軍軍醫少將 大貫安三閣下 批
呉海軍病院長 海軍軍醫少將 纐田了閣下
文部省圖書局長 柴田徹心閣下
額田内科病院長 醫學博士 額田豐先生 判
瀬川小兒科病院長 醫學博士 瀬川昌世先生
近衛師團軍醫部長 陸軍軍醫監 倉林香三閣下
海軍軍醫少將 中川平八 監修
海軍軍醫少將 砂堀雅人
醫學博士 高杉新一郎 校閲
海軍看護特務大尉 簗田多吉 著
家庭に於ける實際的看護の祕訣
實地方面の養生手當と民間療法
女の衛生と子供の育て方
文部省認定
附錄 民間療法、物理療法の研究

『家庭に於ける実際的看護の秘訣』（簗田多吉著）扉
（筆者蔵）

一　現代と大正時代の共通課題

はじめに

平成の時代になって日本人の人口構成は神棚の瓶子《へいし》のようになってきている。この壺形の現象は老人が増えて子供や若者が減っているために起こっている。

壺の高台が更に窄んでカクテルグラスのように上向き朝顔形になってくると日本民族はどうなるのか。

高齢社会の始まりにある現在においてさえ多くの厳しい問題が生じている。未だ世界に類例のない日本における未曾有の少子化の行く末は、細い古木で支える老朽家屋の二階に大勢の老人が住み着いているような状態になることは明らかである。いずれ崩れてゆくことになるのではないか。そのような不安も生じる。

住んでいる老人が増えれば老人病を持っている人たちが増えてくる。そしていずれ何かの病で亡くなっていくのが自然の成り行きである。

老いても「ピンピンころり」と云う場合がある。そうなれば大変御目出度いことになるが、なかなかそうはいかない。現実には死ぬまでに大方は何らかの治療や介護を受けることになるわけである。厳しいことだがこれもまた自然の理である。

また、たとえ現在いわゆる「健康老人」であろうとも、その状態を維持するのには、老化に伴う機能や臓器の異常を調整するための手段が必要となる。そのためには定期的に異常を発見する検査やその修復のための措置を要するだろう。更にこのような健康志向の旺盛な老人は、各種の薬物や健康食品などをエンドポイントまで大量に消費してゆくであろう。

このような宿命を持つ老化客船にたまたま乗り合わせてしまったのだとして諦めるのは未だ早い。それだけでは終わらない。客船の大勢に使われていく技術料、人件費等々を併せてみると、その経費たるや恐らく眠り猫が目を剥きだすような驚くべき数字となるに違いない。そして、それら費用はこれからも人々の生命が続く限りドンドンと増えてゆく。ふと気がつくと、それらの費用が末端にいる自分へまでも正確に分割され、税として加算されているという誠に背筋の寒くなるような現実に向き合わなければならない。

しかし、真剣に行く末を考えてみると、正直なところこの国の保険制度を維持することは財政的に大変困難なことになるであろう。

現在において、国はこの社会保険制度を維持する収入を確保するために、消費税を増額することを国民に理解してもらう努力をしている。だが、それは国民の大多数を占める所得の低い人々の生活を益々圧迫することになるのでそう簡単に税を上げられない。

さて、こうした悩ましい現実の状況を踏まえながら両時代の共通課題に目を向けてみたい。

社会保険の制度は約百年前の大正後期に創設され昭和初期に実施されたものである。

この保険制度は、明治四十四年に制定され大正初期に実施された「工場法」のかかわりにおいて創設されている。その当時の主に労働者の生活保護や安全対策として策定されたものである。これは大正の時代においても低所得で働く人の健康と安全確保の問題は大きな課題であったことを示している。

そこで、第四章は先ず健康保険制度が初めて創設されたときの「政府公告」から始まる。

また、現在の介護保険の状況について少しばかりの説明を付加する。

時が百年を経過した時点で両時代を比較してみても、相変わらず健康問題には大きな経済的負担が個人や国に重く圧し掛かってくることにあまり変わりがないようである。現代のような高齢社会において高齢者の健康を維持するために、たとえ社会全体の問題を別に置いたとしても、個人としてまた家族としてどのような対策を講じることができるのであろうか。

これを社会保険や国民保健などの仕組みに任せておくだけで良いのであろうか。このような不安や心配は誰でも持っていると思う。自分は関係ないなどと無関心でいる人がいるとすれば、時を経ていつの日かきっと手痛い目に遭うのではないだろうか。

さて、要介護者の増えている現在、大正期には家庭看護についてどのような対策が行われていたのかを是非知りたい。そしていまに活かしたい。そのような思いを籠めてこの章を纏めてみたいと思う。

そこで、読者の方々の健康維持に少しでも役立つかもしれないと考えて大正時代の資料をいくつか選んで紹介したい。大正時代には、現在までに家庭看護書としてベストセラーとなっている築田多吉氏の『赤本』、および民間療法に実績のある研究者諸氏のいわゆる「民間療法書」が多数残されている。これらを通覧し、その貴重な資産《アセット》から当時の民間療法を検討したいと思う。

その中でも今回は精神の健康問題に重点を置いてみることにした。

それは、第一に人は心身一元であることにある。そして精神《こころ》の安定によって多くの疾病の発症を予防することが可能であるという理由による。例えば、現在の生活習慣病などを未然に防ぐことには、自らの精神力が大きな役割を持つことは誰でも十分に承知していることである。また、その重要性はわかっているが実際にはなかなか実行できないでいる。この状態は、まさに自己の精神力（克己の力）の強弱が主要な要因であることに依る。

つまり不利益な生活習慣や行動を制約する意志とそれをコンプライアンスするための強い克己の力が必要となるのである。この認識に誰でもあまり異論はないであろう。

この際、大正期に採用されている物理療法の効用もいま見直す必要があるものと考えている。何故ならば物理療法は克己の力を養う強力な手段であると思うからである。

しかし、それらがどのように現在のヘルスケアに役立つのかについての結論が直ちに出ると云う譯ではない。今に活かせる可能性を有することを予見できるという段階である。

また、カイロや指圧などの発展経緯を振り返りながら、これらの技術を強健法の一助として活かしてゆくことを検討する。古来、人の手を借りて身体機能を活性化させる手技は、多くの国々に於いて行われてきた触手的物理療法である。更に、触手という方法は物療的な目的がある一方、母親が子供に親しく触れるような愛情を伝える行為とも同質であると思う。

これらの物理的親和的技術は、結果的に人のこころの健康にも大いに活用することが出来る心身健康増進技術の一つと考えている。

要介護者

そこで考えたのが老齢者の介護・医療にかかわる医療費の節減を図る効果的な手段である。それは、施設における医療・療養費が算定される「施設介護」から、施設経費が多少軽減する「在宅介護」への転換である。現在これにシフトしてゆくことが本格的に進められている。

昔から在宅医療・介護という形態は自然体としてどの家庭でも行われていた。今また昔に回帰しようとするのであるが、そこには根本的な問題が存在する。それは、昔と今では家庭の状態が全く異なってしまったことである。多くの家庭では子供が成人すると独立して別の所帯となっている。よほど生活環境に恵まれた家庭でなければ子供が同居して親を介護するようなことはできない。

家族が分散して生活しているのが当たり前のようになっている今日、親が老化して要介護となっても介護してくれる子供や親族が居ないし、たとえ居たとしてもあまり当てにはならない。従って、止むを得ず病院や介護施設の世話になるのである。しかし、前述のように国にその費用が枯渇してきているとなれば、「無い袖は振れない」の喩え道理で病院や公的介護施設での療養・介護は、真に必要な対象者（要介護度の高い人）に限定されてくるであろう。つまり全体としては訪問診療・訪問看護・訪問介護を受ける人が大多勢となるわけである。

独居の要介護者が増える事も当然である。そこで、介護に当たる近親者やボランティアの人々が存在することの条件が発生する。難しい事ではあるが、地域社会でのかなり強い連携が求められるであろう。いままでは無縁の存在であったが、近隣の人々には在宅療養者への介護の世話が必要となるに違いない。

総合診療医

近年、「総合診療医」と云う名称で、全般の医療に広く知識を持つ医師が設けられることが進められている。このような医師が近辺に居住していれば、一家の「家庭医」として選ぶことが理想的であろう。

総合診療医は、広範な専門科にまたがる医学的知識全般を身に着けて、あらゆる場面で最適な判断と処置が要求される。観念的には望ましい理想的な医師ということになるが、実際現場では経験的な技術が伴わないことが多い。どんな職業でも一人前になるには「〇〇何年」と云われるように、長いか短いかを別にして一定期間の実務経験が必要である。

一般的に医学分野では、先ず医師となるのに十五年はかかる。そして自信を持って病人に医療を提供できるようになるのはその後最低十年はかかるであろう。現実に、地域の医師会においては、こうした科目別の専門性を有する開業医が多い。そして、互いに連携し合い、互いの専門性を活かして相互に医療サービスを行っているのが現状である。

要するに、いま考えられている「総合診療医」（家庭医）は、このような科目別専門医の相互医療とは異なり、最初の窓口医療を担当し、大過なく初期手当を行い、次にどのような専門治療に結びつけるかを判断することが大切な役割となろう。また同じ家庭医は、在宅となった病人の医療を継続して受け持ち療養の管理を担当することになる。病人の容態によっては再び二次、三次の病院に紹介する役割を担う。その在宅療養は、家庭医、訪問看護師、訪問リハビリなど各職種がチームを組んでフォローすることになる。つまりそのチームリーダーが家庭医である。

このように医師、看護師、理学療法士、ヘルパーなどそれぞれの役割分担が社会的に明確となって、患者本位の医療が行われる仕組みとなれば、築田の描いた理想的な家庭看護が実現することになるであろう。

誰でも癌などで死期の近いことを聞かされるのは恐怖である。また、自分の脳が既にアルツハイマー認知症の変化が始まっていることを知りたくはないであろう。だが患者の側としても、実際に残された時間が少ない以上その間に為すべきこともあるに違いない。告知の精神的影響を含む緩和医療への取り組み、地域ボランティアサポート体制の構築、身辺整理への支援などそれぞれの専門家による各分野のスタッフを設けて、その人に応じた多面的な対応が必要である。

家庭看護

家庭における介護看護の要点には、病人が終日過ごす病室の日当たり、室温、換気、照明、騒音、寝具などの物理的条件を快適にする方法、病人のメンタル面を重要視した病床部屋内部の設え方などがある。

大正期の病室では条件が和室で畳敷きの部屋を対象としているものであるが、床ずれ（褥瘡）を予防するための敷布団の工夫、下痢の激しい病者の敷布団汚れを防止するおむつの当て方などは今日でも参考になると思う。

重病人や築田の云う精神の「ボンヤリ」した人（現代的には認知症の進んだ人）に対する薬や飲食物を与える方法は是非覚えておきたい。これは今でもなかなか大変な看護師の作業となっているが、嚥下性肺炎（飲み違いで起こる肺炎）を発症する危険性が高いので、食べ物には充分にトロミを付け、出来るだけ体を起こし、時間を掛けて少量ずつ口内に入れることに留意しなければならない。

現在ではこれらが困難になると経管栄養に進むことが多い。鼻腔カテーテルや胃瘻チューブを経由しての栄養補給法である。

鼻腔栄養や胃瘻によるチューブからの栄養方法では、利点として、各患者の状態により補給エネルギー量や栄養成分配合比の調整が容易で、中長期の栄養管理が消化態に応じて計画的に行われることである。

更に病状が進行すると静脈経由の点滴輸液や、中心静脈からの高カロリー輸液法となっていく。築田の時代でも一部では既に食道「カテーテル」「ネラトンカテーテル」などからの経口経管栄養が行われていたようである。

「床ずれ」（褥瘡）の予防と手当、温罨法・冷罨法、湯たんぽ・氷枕、座浴・脚浴、家庭マッサージ、腹部按摩法、簡易綳帯法等においては図解によっての説明法が役に立つ。

病人食の調理と栄養では栄養素、ミネラル、趣向品、香料、調味料、ビタミンなどの知識、肉汁やスープの取り方、野菜スープ、果実ジュースの作り方の知識も必要とされる。

【注】胃瘻

胃瘻とは胃壁に穴を開けて体外からチューブを通して栄養を補給する方法である。既に十九世紀末にはアメリカの病院で開腹手術により胃瘻を造設したという報告がある。一九八〇年代（昭和五十八年頃）には日本に於いても胃瘻造設術が行われている。現在普及しているのは通称「ペグ」と云われている「経皮内視鏡下胃瘻増設術（Percutaneous Endoscopic Gastromy：PEG）」による胃瘻である。

二　社会保険制度のはじまり

社会保険制度

大正の当時、一般家庭向けの「健康を維持するためのガイドブック」のようなものがあったかもしれないが、家庭婦人に於いては応急措置の知識や手段の知識は一般的に乏しい状態に置かれていたであろうと思う。また、病気になっても医者にかかることなどは経済的に厳しい家庭も随分多かったことが推定できる。

明治後半から昭和初期にかけては、資本主義経済が進展し近代化した反面不況の時期もあり、経営者層を中心とした富裕層と低所得の一般労働者層との間には貧富の差が拡大してきている。

現代のアメリカ社会にやや似ているところがあるが、当時の政府は労働者の生活安全対策の一部として、労働者の社会保険制度制定を図ることとした。

大正十一年（一九二二年）には健康保険法が創設されたが実際に発足したのは一九二七年（昭和二年）であった。また、労働者以外の一般地域住民を対象とした国民健康保険制度の創設は一九三八年（昭和十三年）のことである。

公告紙

大正十五年（一九二六）頃、国が一般公衆向けに配布したと思われる『健康保険とはどんなものか』（内務省社会局保険部）という「公告紙」がある。

この「公告紙」の紙は、一見したところ藁半紙《わらばんし》のように見えるが、寸法は縦二六七ミリ、横三七八ミリの更紙《ざらし》である。上三十ミリ、下二十五ミリの位置には二重線を入れて本文欄との区切りを付けている。左右の三十ミリ内側には波線を置いて本文を固めている。

■上段欄外には右から左へ
　来年一月一日から健康保険が始まります
■右のはしがきの前には
⦿健康保険とはどんなものか
■左端には
⦿よく之を読んで下さい
■下段欄外には
　内務省社会局保健部

と大きな活字で印刷され本文の四方を囲っている。

公告文の内容は次の通りである。

はしがき、第一　健康保険のあらまし、第二　どこで保険をするか、第三　保険給付（保険の手当て）のこと、
第四　保険料（掛金）と国庫負担金《くにのだしまえ》のこと、第五　標準報酬（めやすの賃金）のこと、第六　健康保険審査会のこと

このうちの第四は保険料についての文章がある。

其の出し前は健康保険署の保険ならば毎日日給一円に付き皆さんが二銭（炭鉱は三銭）雇主が二銭（炭坑は五銭）であります。…この保険料は雇主が毎月皆さんの賃金から差引いて健康保険署なり組合なりへ納めます。…健康保険の保険料は公傷病に付ては従前《これまで》通り雇主が全部負担《みんなだす》計算になって居り、私傷病についてはドイツやオーストリヤのやうにみなさんが其の費用《かかり》の三分の二を出し雇主が其の三分の一を出す計算になって居ります。それで公傷の多い炭坑では雇主が他の工場や鉱山よりも保険料を多く出すことになって居ります。

右のように健康保険の保険料金を説明しているが、この説明の後で、当時の保険費用の約一割位が国庫負担として国の予算に計上されること、毎年の支出金額が四五百万円になることなどを書いている。

現在における国の社会保険医療費と比較すると、当時の医療費の状態がある程度は推定できる。

このように大正末期には健康保険制度が創設されたものの、実質的に医療政策が未整備な状態であったものと考えられる。

医療制度がまだまだ未成熟な社会において、庶民が病気になった場合にはどうしたのであろうか。

窮余の一策で、その地域の伝承に基づく民間医療（祈願・祈祷・呪術や伝統的な薬物・鍼灸などの物理療法等）などに頼ることも止むを得ない選択であったものと考える。

三　『赤本』の秘訣

はじめに

大正十四年（一九二五）二月二十五日に初版が出版され、今日までに累積発行部数が一千万部を超えたベストセラーがある。これは大正末期から家庭看護のバイブルと云われている築田多吉《つくだたきち》氏（以下築田と略す）の書いた通称『赤本』と呼ばれている本である。

正式な書名は『家庭に於ける実際的看護の秘訣』で、副題として「実地方面の養生手当と民間療法・女の衛生と子供の育て方」とあり、また、〝付録〟として「民間療法・物理療法の研究」が付いている。

この本の爆発的な売れ方は東西に比類がないとされている。大正十四年二月の初版本は、海軍部内予約に限り一万五千冊が発行され、更に翌年九月に発行した第三十六版は既に五万冊発行の記念版であった。

こうした状況の中で、『赤本』のように「家庭看護・救急処置の実際的な秘訣」というような題名が大変頼りにされたのは当然のことであろう。また、此の本の内容が医学専門用語に偏らず、医療の素養のない家庭人に判り易く書かれていたため、築田の家庭看護法普及を後押しした海軍関係者を問わず、全国的に一家に一冊まるで「置き薬」のように家庭に常備されるようになったのも不思議ではない。

この本が庶民に頼りにされてきたもう一つの理由は、築田の独創的な記述内容にあると思う。それは、著者の築田が海軍の「家庭係」に所属して得た三十五年間に亘る西洋医学的応急手当の経験に基づく生の記述があることである。二つ目には、築田の伝統的民間療法の地道な研究によって得た東洋医学的な対症療法が並べて記述してあることである。

当時の家庭においては、未だ経験的な伝統療法に頼る年寄がいた。そうした事情を汲んで、東西の手法を家庭医療の実際に併行して記述したところが『赤本』の最大の特徴であり独創的なところである。

現代医学においても、この伝統医学と最新医学の統合医療については大きな課題として取り組まれているが、八十年前の築田はまさにその魁《さきがけ》といっても過言ではないであろう。

この『赤本』を世に表した著者「築田多吉」とはどのような人物であったのか。医者を迎えるまでの手当にはどのような措置があったのか。民間療法や物理療法を衛生・看護・救急手当・養生などにどのように役立てたのか。

現代人としてはこのようなところに先ず興味が起こる。

著者の築田多吉とは

築田多吉は、明治五年（一八七二）一月三日福井県福井市（足羽郡酒生村）に生まれた。青少年時代の経歴はよくわからない。福井師範卒という説もある。山崎氏の『「赤本」の世界』によれば単身上京して俥引きの職に就いたと記載されている。いずれにしても若くして海軍に入隊していることは間違いないようである。

海軍では看護科に配属され、主に病院の看護勤務を命ぜられている。当時の海軍では無論女性は軍艦に乗せられない。艦上で看護を要する場合には看護科の男性衛生兵がそれを受け持つことになる。しかし築田は艦上勤務より各地海軍基地の病院を転々としていたようである。

それぞれの海軍基地には勤務する軍人達の家がある。そして留守宅を守っている家族がいる。これらの家庭における健康問題を、築田が「家族係」という名称で世話をしていたようである。永い間家族係における経験を積み重ねた結果、主婦の抱えている様々な健康リスクを救う方法はないかと考え、思い立ったのがこの「赤本」の発行であろう。大正十四年（一九二五）のこの時多吉は五十三歳となっていた。

三十歳時には自ら肺結核にも罹患している。この時代では死病とされていたこの業病に打ち勝った経験は、民間療法を取り入れた彼の強い自療の信念を育んだ。その後、梅肉エキス、卵油、青汁療法、小麦胚芽、カルシウム、マッサージ、灸、腹式呼吸法などの民間療法、物理療法を次々に推奨している。

築田の海軍における地位は看護特務大尉にまで昇進した。その後自ら「赤本」を実践した結果天寿を全うし、昭和三十三年（一九五八）三月二十八日、享年八十六歳で死亡している。

四　大正時代にあった健康法

長寿健康法

不老長寿は古来人間の究極の願望である。現代では抗老延壽の研究が進められていて、既に細胞組織的な動物実験の段階では成果が認められているという。

築田は『赤本』において古人の長寿健康法と題して次のような項目を紹介している。

一、人間は労働して盛んに屁をこくべし。
一、食事は腹がすいて待遠しい時に八分目を喰え。
一、食事はよく噛め。
一、労働なき人は年中気海丹田に力を入れ壱日三回づゝ全腹を百回擦するべし。
一、心配事をするな。

今の時代に於いても築田の挙げた古人の言葉は、健康長寿のための蘊蓄の深い行動指針と考えられる。

第一に労働して盛んに屁をこくことは、人前を憚る必要があるが腸の働きが活発である証拠となる。腸内ガスの発生は繊維性食品を摂ることで増える。繊維性食品が腸内で果たす各種の役割は生体に多くの利益をもたらすことはよく知られている。食事は空腹感を待って食べ、また、腹八分目に止めることが出来れば理想的であるが、強い精神力が備わってないと実行が難しい。よく噛む癖を付けることは誰でも出来そうである。

今日、労働のできない老人は増えている。この按腹法を推奨して胃腸の動きを活発にすることは、便秘を防ぐ有効な手段となる筈である。

心配事をせず、ケ・セラ・セラと暮らせれば体に良いことは解かっているのだが、これもなかなかできない。

フレッチャリズム

簗田はこの古人の言を加味して、慢性胃腸カタルの食養生については二木謙三博士の菜食小食法が良いとし、フレッチェリズム（ホレス・フレッチャーの説）という咀嚼法も推奨している。

また、腹部マッサージの後に腹式呼吸法を行うと効果が著明となると述べ、その場合には規定時間より双方とも時間を短縮して一日二回づゝ行うことを勧めている。

【注】ホレス・フレッチャー（Horace Fletcher：一八四九～一九一九）
北アメリカの人で「偉大な咀嚼家」と称された健康食物信奉者である。食べ物は呑み込む前に一分間に百回噛む事を唱え、「肉体は咀嚼しない者を厳しく戒める」と述べている。（From Wikipedia, the free encyclopedia）

信仰療法

これは一種の精神療法であると思うが、簗田の信仰治療に対する考え方を要約すると以下のようになる。

一、終始順境にばかり居ると、人間以上の或る偉大なる力のある事を知らずにいる。

二、大患にでも罹って逆境のドン底に蹴落とされると、大抵の人は何者か大きな力に縋りたいと云う様な、弱い本音を吐く様になる。一度正しき宗教の門を叩いて御相談なさい。

三、光に照らされて大きな力に抱擁される様な真に精神的な強い抵抗力が生まれ、病気も自然に治るものである。

これは何か大きな力に頼りたいと思った時に、それに手を差し伸べて救ってくれるのは神仏であることを説いているのである。

人間には何か心の支えになる力が必要な場面が多くあるので、信仰心を持つことは悩みを避けられない人生を生きてゆくための大切な手段となるに相違ない。

【注】信仰療法

信仰の効果を身体に及ぼして疾病を治療すること。クリスチャン・サイエンスや呪医による治療の類。（広辞苑）

心霊治療

築田『赤本』の時代に於いては未だ心霊術や心霊治療が行われていた。築田自身もこれらの治療効果について全く否定はしていない。何かの切っ掛けによってその超精神的な力が働き人間の機能を奮い立たせ、難病などの回復力（自然治癒力・活力）を発揮させるという事実は否定できないということである。

築田の『赤本』ではこの点について概ね左記の様に記している。

一、近頃世間には太霊道、霊気療法、江間式、心霊術、心霊治療その他種々の霊術が盛んである。これらは皆人間の活力即ち心霊の作用によって病根を治療するものである。
二、人は各々天与の自療力（自然良能）がある。そして、病気になると之を治そうとする力（抵抗力ともいう）が自然に働いて来る。
三、心霊治療は今日の医学では未だ科学的な説明が出来ない。従って殆どの医師は迷信に近いものとして信用していない。研究する人も稀である。
四、実際には医学に依って治らない数年間の痼疾難病がこれらの民間療法で根治した例は多い。
五、現代医学においてもこれらの治療法について排斥するだけでなく合流して研究を進め、病人の苦痛を逃れたいという心情を汲みとる方法を見出すべきである。

心理学的な治療には、今では心療内科という診療科がある。病人の病態形成に社会的、心理学的因子が深く関与することを踏まえて治療を行う専門科であるが、「心霊術」は心療内科または心理療法の研究範囲に属する問題とはやや異なる次元の超心理学的な分野と考えられる。しかし、この時代では民間療法の一部を担う存在であった。

簗田は現実に多くの心霊術による治療効果を体験しているという。その科学的根拠がいずれ解明されるであろうことを予感しているような記述もある。

簗田の経験してきたように、実際の治療効果が有るにもかかわらず、一般に民間療法においては疾病治療における明確な或いは統計学的な科学的エビデンスが認知されていない。だがそれは現在のところという事であって将来のことはわからない。

超心理的な分野についてはともかくとして、簗田の期待する民間療法の効果とりわけて「人間の持つ自然治癒力効果」の仕組み解明については、更に東西医学による心理学、生理学的な合同研究が必要であるものと考える。

【注】心霊術とは

心霊現象を起こす術のことである。心霊現象は一種の超自然的な精神現象であり、現代科学による解明が出来ない予言・予知などの現象である。（広辞苑）

五　針灸療法

古代中国の医家は、身体表面（体表）の一定部位には特殊な感応を有する場所があることに気付いていた。そしてその部分を何等かの物理的な方法（針・温熱・圧迫などで）によって刺激することにより内臓の機能が反応し、その結果、関連する内臓機能異常（疾病）が正常状態に回復することを知った。そして　体表に張り巡らされていて、内臓と有機的に繋がっているこの道筋を「経絡」と呼んだ。

そしてこの経絡は、人体内に統一された一種の系統を形成し、体内の各組織や臓器とも密接な連携網をもっているものと考えた。

経絡の連絡系統は径脈と絡脈と分けて考えられている。径脈、絡脈は次々に分枝されてゆく。各分枝にはそれぞれの名称が付けられていて末端組織、内臓に連携する。

体表上にある一定の部位が特殊な感応を持つこと、その部位が物理的刺激によって有効な作用を伝達する治療点であるとの認識から、古来兪穴《ゆけつ》、孔穴《こうけつ》などと名付けた。『素問』ではツボを「脈気の発する所（気穴・きけつ）」と呼んでいる。これらは後に一般的に穴位《ツボ》と呼ばれている。

人がある病気にかかると、体表のある部分に圧痛、自発痛、しこりなど過敏性の感覚領帯を生じることがある。西洋医学においてはこの過敏帯をヘッド氏過敏帯と云う。

経絡の気穴《ツボ》は、このヘッド氏帯とかなりの部分で一致している。特に肺、胆嚢、心臓、胃、肝、腎、小腸、膀胱、子宮などの内臓病においては背腹部の過敏帯とツボの位置が一致すると云われている。

針灸療法ではこれらのツボを刺針、灸点の部位として刺激して治療を行う。

正確なツボの位置は『内径』をはじめ多くの特定法が残されているが、要するに最も敏感な位置を探すことが重要であるとされている。

日本でも名灸とされる症例は沢山あると思うが、簗田は「赤本」の各処において名灸の効果を紹介している。例えば左記のような記載である。

■中風の名灸

一、両足の裏の正中より土踏まずの方へ三分位偏らした処へ灸三火して大いに良しと古書懐中妙薬集にあります。

二、鼻と口との中間に灸三火して良し、又両足の裏の正中に三火して良し、又両足の拇趾の爪際より一分元の方へ灸三火して良しと古伝秘法に書いてあります。

三、灸の原理は分かっていても現今の医学と一致しない様な据え処が往々あります。けれども此の灸は頭の血を下の方へ誘導するには合理的な療法で医者が此の病人の足に辛子を貼るのと同じ目的に適います。

六　カイロプラクティック療法

簗田が「赤本」でカイロプラクティックの項に記している内容は、以下の様な自己療法の経験によるものであるとのことである。

兵庫県芦屋に日本生道学会という学会があり、そこのドクターに大山霊泉という人物がいた。大山氏は米国シカゴの大学においてカイロプラクチック《ママ》（以下「カイロ」と称す）を修業し、帰国後この道の権威者として東京大学を始め多くの大学で「カイロ」の講演をしていた。

或る時、簗田はその大山氏が二人の小児脊髄麻痺を施術し、僅か一ヶ月で少しづつ歩くようになったのを目撃した。簗田はこの技術は効果が有り、また、素人でも応用できることを強く確信し、以来、大山氏に色々と教えを乞い自己療法を行った。その経験を基にしてこの「カイロ」療法を記述したものであるという。

それによれば、「カイロ」療法とは背骨が曲がったり骨の積み重なりが食い違ったりしたために起こる種々の障害を治す方法である。

脊柱は三十三個の背骨が積み重なっている。両側には三十一対の椎間孔があり、それらからはそれぞれ神経・血管・リンパ管が出ていて、各受持ちの運動と知覚を司っている。

背骨は強い靭帯によってそれぞれ固定されているが、色々な加重や不適正な運動による物理的作用によって緩み、固定した背骨が曲がったり捻じれたり歪んだりする。

また、長年月の経過により椎体が変形したり崩れたりする。その結果、椎間孔から出る神経や血管が圧迫されて種々の障害が発症するのである。

歪の調整

「カイロ」療法は、その背骨の両脇を指に力をいれて押圧し歪みを調整し、圧迫された脊髄神経を活性化する方法である。

また、脊髄神経根部を押圧することで血流やリンパ流を促進し、二次的に酸素を神経組織に供給して新陳代謝を高めることによりその支配下の末梢神経の働きを向上させるわけである。

この「カイロ」療法は、明治二十八年（一八九五）米国のダニエル・デビット・パーマーによって考案された一種の整体療法であるという。また、カイロプラクティックはギリシャ語でChiro「手」、プラクティックはPrakticos「技」

を組み合わせた造語である。

このパーマーの設立したパーマー・スクール・オブ・カイロプラクティックの卒業生である川口三郎によって大正五年（一九一六）に日本に伝えられたとされている。

J・G・アンダーソン著『最新カイロプラクティック』には、この本が出版された昭和五十年当時の日本カイロプラクティック協会会長である松本　茂氏の推薦文が載せてある。

それによれば「カイロ」療法が我が国に伝来したのは大正の初期で、当時の帰朝者で新進のカイロプラクターである大澤昌寿、小平粂重らによって紹介されたと記述されている。

「サブ」の矯正

アンダーソンによれば、「カイロ」の技術は関節障害「サブラクセイション」を矯整するための特殊な関節手技の体系であり、それにより神経機能を正常に復させるものであるとしている。なお「サブラクセイション」（以下単に「サブ」と称す）とは隣接する関節構造の正常な活動学的、解剖学的、あるいは生理学的変調であると定義している。

「サブ」の状態は急性又は慢性に起こることがある。急性の場合は外傷、筋痙攣、反射反応、その他の刺激が発症原因となる。慢性的には筋硬縮、線維症、骨の変化で起こるが、主に姿勢の欠陥から来る種々の反応としてもたらされ、長期間に晒される職業起因性の肉体的、精神的ストレスが要因となっているものと考えられている。

「カイロ」の矯整手技中にはスラスト（または回転）による矯整法、側方環椎、左右後方感環椎、牽引による頸椎回転法、頸椎マスター矯整法などの頸椎矯整技術がある。これらの手技については、施術適応が正しく、手技の熟練度が高度でなければ思わぬ施療事故の起こる危険性がある。

「カイロ」の位置づけ

日本以外の法制化国では「カイロ」療法の開業には「カイロ」専門の大学が存在し、WHO（世界保健機構）基準に基づくガイドラインの正規教育の就学が必須となっている。

現在、WHOでは「カイロ」療法施術者を、筋骨格系の障害とそれが及ぼす健康全般への影響を診断、治療、予防する専門職として位置づけている。

日本においては「カイロ」療法は各種民間療法の一つとして扱われ未だ法制化されておらず、無資格者による医業類似行為として誰でも施術することができる。

その反面、前述の頸椎矯整術のような施術において、未熟な「カイロ」技術による神経障害を惹起する危険性が懸念されている。

また、「カイロ」療法の医学的効果については、プラセボ効果を除き今日なお確立されたエビデンスがない状態である。なお「脊椎原性疾患の施術に関する医学的研究」（主任研究者・三浦幸雄、協力研究者・石田肇他七名）のレポートでは、「カイロ」の有効性を認めていない。

これらの問題に対して厚生労働省は、「カイロ」療法の取り扱い基準を設け、禁忌対象疾患、危険な手技の禁止、適切な医療受療の遅延防止、誇大広告の規制などを通知しているところである。

七　指圧療法

指圧療法についても簗田は「カイロ」と同じように独特の信念を持っていたらしい。それを要約すれば次のような考え方である。

一、人体の神経細胞は、精神的器械的刺激及び血液中の栄養によって活動する。頭でも体でも使う事によって強くなり、使わなければボケて衰退し疾病が生ずる。しかし、之を使うには新鮮な血液を積極的に送って神経に栄養を与えなければ活動が充分にできない。

二、指で神経と血管を物理的に圧迫する事は、これ等の組織に刺激を与え新陳代謝を促すことになる。それは第一に、血管、リンパ管、神経組織等は、押されることによって其の部分の眠っている組織が刺激を受けて興奮する。第二には、組織内に沈着して血行の邪魔をしている脂肪や石灰分を押し流す働きをする。

三、指圧は組織に対し積極的に血流を与え新陳代謝を促し、結果的に組織に活力を与え、更に組織の老廃物や障害物を解除してクリーニングする操作であり、生体に作用して自然治癒を促進させるための物理的療法である。

圧すと揉むとの相違点

これについても簗田は以下の様な考えを記載している。

それを要約すると

一、日本の按摩は主に揉む施術である。揉むと云う事は筋肉内の老廃分を除去する効果はあるが、硬化した血管や神経の石灰や脂肪分を取り除くと云う上には殆ど効果がない。

二、抑えたまま二三秒間圧迫を持続する処に深い器械的関係がある。暫く押さえて置いて放つと其の跡の皮膚が青白くなって型がつき、暫くすると其の青白い跡型が赤くなる。赤くなった時には再び其の部に多量の血が廻って来た証拠で、圧迫の刺激で今迄通じなかった血管が開いたのである。

という説明になり、揉み療治と指圧とには筋肉や血管に与えられる物理的な作用が異なることを説いているわけである。

指圧の起源

「指圧」が何時頃から行われていたのかは正確には解らないが、築田は米国で盛んに行われている「カイロ」療法などから派生したものであろうと云っている。

大正後半の時期には日本において「指圧療法」が盛んに行われていたことは間違いないようである。

築田は指圧療法の流行に就いて次のように述べている。

　近来此「指圧療法」の流派が非常に多くなって、何々式指圧療法、血液循環法、霊掌術など云ふて夫々独特の妙技を以って医者の手古摺て居る難病を根治し、油揚を鳶が攫って行く様な面白い事実が続出する為めに、此の無投薬治療の効果が一般世人の注目する処となり、だんだん其の声価が高まって行く様であります。

『指圧発展の歴史と臨床効果の検証』浪越雄二著では、「指圧療法」を治療の手段として日本を始め世界に普及させたのは浪越徳治郎氏（以下浪越という）であるとしている。

浪越徳次郎《なみこしとくじろう》

浪越徳治郎は明治三十八年（一九〇五～二〇〇〇）に香川県に生まれた。

七歳の時一家は北海道留寿都村に移住したが、浪越はそこで病身の母を日夜看護する生活を送る事となった。母の容態は肩、膝、足首、肘などの慢性的な痛みを訴えるリウマチ性の病状である。

浪越は母の身体の堅い部分を拇指にて圧していると、其の苦痛が和らいでゆくことに気が付いた。そしてそれを続けるうちに母の病状は次第に軽快していった。この経験により浪越は後に独自の指圧法を体系化していったのである、浪越は大正十年（一九三五）に上京し、大正十四年にあん摩の資格を取得した。同年、北海道室蘭において「指圧治療院」を開業している。

昭和八年（一九三三）には日本橋に進出して開院し、多くの著名人を治療する機会を得た。

その後、昭和十四年（一九三九）に文京区小石川に浪越指圧治療院を開院、翌年には日本指圧学院（後の日本指圧専門学校）を設立する。

昭和三十年（一九五五）、国によってそれまでの「あん摩・はり・きゅう・柔道整復師法」が正式に「あん摩（マッサージ・指圧を含む）」という表現に改められ法制化されたのは、これまでの浪越の努力によるものであると思う。

「按摩」、「マッサージ」、「指圧」の手技はそれぞれ以下のように異なるとされている。

■「按摩」

身体の中心部から末梢の方向へ遠心的に撫でる、押す、揉む、叩く等の操作を加える。

■「マッサージ」

末梢から中心に向かって求心性に皮膚に直接滑材等を用いながら施術する。

■「指圧」

体幹から末梢に向かって遠心性に行い、肘、膝、足等は使わず、また、揉んだり引っ張る事もせず指で圧を加えるだけの手技である。

八　精神の過労

ストレス

大正時代において既に「精神の過労」（メンタルファティーグ）によってという言葉をよく用いているが、それを引き起こす一つの要因でもある「ストレス」という言葉と共に、現在においては産業衛生上の重要なキーワードとなっている。精神の過労がキーワードになっている理由は、近年多くの事業所において、精神病の一つである「抑うつ症・うつ病」（デプレッション）が発症していることにある。

この時代には「ストレス」の概念は未だなかった。後に「ストレス」と呼ばれる現象とは、体外から加わる有害な外的因子（ストレス要因・ストレッサー）とそれによって引き起こされる生体の防御反応を指している。

この生体防御反応とは、外的な負担が生体の受け入れ閾値を越えて起こる心身の様々な応答反応である。応答反応の進行過程には三つの段階があるとされている。

■ストレス反応

第一期　警告反応期（悪化段階）

ストレスに晒された時期。本人が心身に各種の不調を感じる。ショック期とそれに続く反ショック期

第二期　抵抗期（良好段階）

受けたストレスに抵抗している時期。不調な感覚が無くなっているように感じていて気づかない。なお執着気質者は特有の感情興奮性により抵抗を続けて益々過労状態に陥る。

第三期　疲弊期（限界段階）

（心身のバランスが崩れてくる時期。精神身体の各種疾病（心身症・パニック障害・うつ病など）が発症する恐れが高くなる。

これらの進行状態は、脳下垂体—副腎系に生じる反応（全身適応症候群とも云う）によって、生体の内部に一種の歪《ひずみ》の起こっている状態である。

このようなひずみの起こった状態になると、心の柔軟性が失われ硬直化し、自分らしさが硬く圧迫される。そして色々な約束事や規範がのしかかり、自分に本来湧いて来る筈の希望や欲求が圧迫を受けて心の中に溜まってこない。なお、心の健全な形とは、知識、感情、意志、自己などの要因がそれぞれ適切にバランスを保っている状態のことをいう。

心のひずみ状態から回復するには第一に心の疲れ（不調の状態）に早く気付くこと。

例えば、憂鬱な感情が起きても普通は時間が経過するとある程度消失するが、それが持続して半月以上も続いている。日常生活にも支障が出ている。いつもとは違う行動や会話となる。意欲の低下が起こりその理由があまり理解できない。睡眠障害、食欲不振、頭重などがある。気分転換に努めても効果が無い。周囲や自分の努力があまり有効でない。などの症状が現われているかどうかを自分および近親者等がよく認識する。

第二には早急に過疲労の回復を図ることを心掛けること。

築田のいう疲労回復を簡単に云えば「頭を冷やして静座し丹田呼吸を行うこと」となっていて主として精神鍛練法が採用されている。

今日では次のような方法が提唱されている。

一、生活のリズムを正すこと。（睡眠、食事、運動、休養、入浴など）

二、リラクゼーションを試みること。（悩み事の云える親密な近親者、良き理解者の友人などがいればその人達との適度の会話。頭の凝らない本を読む。興味のある動植物と触れあう。料理をする。歴史的な名所旧跡の散策する。歌やお笑い番組を見る。ゲームをする。其の他森林浴・温泉浴・アロマ・マッサージ・ストレッチ・ヨガ・ジョギング・サイクリング・ダンスなどなど）

三、公的支援組織を活用する。パソコンなどで同様の悩みを解決している方の解消情報を探す。また、国、都道府県、地区医師会などで共同して運営するメンタルヘルス支援センターなど公的な支援組織を利用するのもよい。

ストレス反応の発生

これには大きく分けると個人的要因（内因）と対外的要因（外因）とがある。

個人的要因は年齢、性別、性格、体質、資質、知能、教育経歴、生活習慣、基礎疾患の有無、対外的要因には社会環境、経済環境、職場環境、家族環境、人間関係などが挙げられる。

ストレス要因はこの他にもあると思うが、これらの中でプライマリー・ファクター（基本的要因）とされているのは個人の性格と職場環境であろう。

個人の要因

ストレス要因によって近年多く発症しているうつ病では、個人の性格として執着性格やメランコリー親和性性格があると考えられている。両方には左記のように同じような性質がある。

執着性格者は、仕事熱心、凝り性、正直、徹底的、几帳面、正義感や責任感が強い。（下田・一九五〇）。

メランコリー親和型性格では、秩序を重んじる、他人に気を遣う、頼まれると嫌と言えない、真面目、仕事熱心、良心的で小心、消極的で保守的、頑固、近親者に我まま（Tellenbach，一九六一）などである。

前記したように、体外から加わるストレス要因に対しては個人によってその応答反応（防御反応）が異なる。

ストレス反応モデル

応答反応が異なるのは、個人の性格によりストレスの受け止め方（反応力）に強弱があるためである。

ストレスの受け止め方はよくゴムボールに例えられる。ボールの上を指で押す（ストレスをかける）とその部分が凹む。ストレスをかける要因や刺激をストレッサーという。

その時、ボールの内壁には均等な圧力が加わってそれに耐える反応が生じる。それをストレス反応といい、これは生態を防衛するための必要な反応であり、自律神経系、内分泌系、免疫系などが反応する。

ボールを押している指を離すと直ぐに元の形に戻る。ボールの弾力による復元作用である。この弾性コンプライアンス（弾性率）の強弱を固体側の精神的脆弱性としてみると、弾力性の強い場合には外力（ストレス）が大きくてもこれによく耐えまた直ぐに復帰する。

もし弾力性が弱いと外力が小さくても形状復帰は遅くなり、その外力が異常に大きい場合にはボール内部壁が損傷する危険性がある。（亀裂が入ってパンクするなど）

ストレッサーとなる刺激

ボールに加えられる圧力の種類には通常どのようなものがあるのか。それは一般的に次のように分類して考えられている。

一　外界の物理的な刺激
温度、湿度、騒音、振動、風圧、気圧、超音波、電流、電波、光線、放射線など
二　肉体的に加わる刺激
疼痛、痒み、異臭、異味、化学物質、劇薬物など
三　心理的に影響する刺激
生活上の出来事（肉親縁者、友人・社会）
仕事上の出来事（人間関係、職業関連）

ストレス負荷

職場のストレス負荷要因は、長時間労働、不規則な勤務、拘束時間の長い勤務、交代勤務、深夜労働、出張、作業環境、予期しない出来事などがある

職場外のストレス負荷要因には家事労働、家族関係、友人関係、経済問題、社会環境、そして異常な事態の発生などがある。

このようなストレス負荷によって、個人により発症態様は異なるが、精神症状、身体症状、行動異常、職場不適応などの症状が表れてくる。これらの症状の発生は「精神の疲労」が原因であるとされている。

ストレス負荷による心身の反応は、社会的支援や人間関係の有無によって異なってくる。また、前記したように個人的な要因が根底にはある。

精神の疲労

職場生活でのストレスによる精神疲労は、職場の人間関係、仕事の質、仕事量、適応性、正当な評価の有無（昇給・昇進など）、雇用の安定性、老後の問題などの要因が複合的に関わって発生し、その強弱はさまざまである。

人体の疲労は始め筋肉疲労、感覚器官の疲労、精神の疲労などに分けて考えられていた。

しかし今日、どのような作業による疲労でも単一な形態はなく、右記三種の疲労が複合的に関与するものであることが知られている。

現在ストレス負荷の作業と言われる様態は、作業実態は異なるが百年前の大正時代においても存在していたようである。

『心的作業及疲労の研究』（原口鶴子著・北文館・大正三年六月二十三日発行）には、明治後半から大正にかけての心的作業（心理的要因をもつ作業）について自身の研究内容および諸国の心理学者、実験教育学者等による実験・研究の紹介文が記載されている。

本書は、当時の作業方法について事務的作業全体を対象としている。今日、作業内容が手作業から電子機器化しているという違いはあるが、データの分析・処理などの心理的作業内容にはあまり変わりがないものと考えられる。

原口鶴子《はらぐちつるこ》女史（以下原口という）は、この研究の中で特に「気力昂進」「熟練の伝播」「努力の解析」「勞作変換」などについて実証的に論説している。そして疲労の生理的影響のうち、疲労が脈拍を減少させること、疲労と呼吸、体温との関連等について当時としては新しい知見を発表している。

原口はまた次のように云う

心的作業とは一定の目的を達せんとして活動する複雑なる精神的過程なれど、多くの場合に於いては之に生理的過程が参加している故に、心的作業は実は心身両作用を具有する意志動作と解することができる。

このように、精神の疲労には生理的過程を伴うため、疲労の初期には身体症状が現われてくることもよく理解できる。

近年、過重労働を行う作業者によく見られるのは、身体症状が多少あっても無理に仕事をこなしている状態である。このように与えられた仕事を積極的にやり遂げようとする責任感の旺盛な行動が続くと、自身の生理的な心身機能調節範囲（適応範囲）を越えていることがある。そしてまたそれに気付いていないことが多い。それが問題となるのである。

【注】原口鶴子

大正時代に女史として初めてコロンビア大学からドクトル・オブ・フィロソフィーの学位を授与された心理学者。明治十九年（一八八六年）六月十八日、群馬県富岡市の新井広三郎、たねの次女として生まれる。県立高女、日本女子大学英文科を経て明治四十年（一九〇七年）米国のコロンビア大学に留学。留学中に同じ留学生の原口竹次郎と結婚し、帰国後二児を生んでいる。その後結核に罹患しながらも講演や研究生活を続けたが三十歳の若さで死去した。

頭脳労働者

さて近年の社会では、特に若い男女が職業生活を持ち、いろいろな職場環境においてパソコンなどの電子機器を使った作業に従事している。従って、ＶＤＴ作業に依る職業性ストレスを受けていることが多い状態にある。

事務作業の労働者（精神的労働の多い労働者）においては、情報を分析すること、発想や連想、直観やひらめきなどがないと仕事が進まない。これらは職業的に必須要件または主要な技術ともなっている。

その技術を使って限定されている時間内に四方八方に実務を処理し、問題をこなしていくわけである。これには頭脳的活動力（パワー）が相当に必要となる。

脳生理学的にみると、このパワーを生み出す総合的な脳機能は、左右大脳の微妙なバランスによって成り立っている。これはよく認識していなければならない。

左右の脳機能を示すと以下のようになる。

左脳は理論的・デジタル型で右手支配、直線的思考モード、言語・理論・数学・科学的な機能がある。

右脳はイメージ的・アナログ型で、左手支配、全体的思考的モード、音楽・芸術・創造・直観的な機能がある。

このように脳の働きは左右別な特徴を備えているが、左右は脳中心部の連携橋によって接合し総合的に働いているのである。

脳機能のイメージ

脳の機能を司る場所はそれぞれ脳の比較的に固定した部分にあるが、脳関連の専門家でなければなかなかその場所をイメージし難い。

吉川武彦・竹島　正氏らは、著書『これからの精神保健』において脳の仕組みを図形化し、大変わかりやすく表現している。

そのイメージ像は次のように両手を以って形を作る。

一　先ず右手の親指を外にして握りこぶしをつくる。

二　次に左手を少し内側にすぼめてその手腹を右の握りこぶしの先端（拳の尖ったところ・右の拇指先）に付ける。
三　揃えた左指はやや間をとって右の握りこぶしの背部にかざし、右手背を左手指の庇で覆うように被せる。（この際左手首から下の腕は切り離したものとして無視する）

こうすると、自分の方から見た両手の組み合わせは、あたかも脳の左側を横からみるような格好となる。

被せた左手の第一指（親指）は情報を処理し考え方を維持する場所となる。

左第二指（人差し指）の手掌部は大脳の情報を発信し行動に変える場所となり、その先は情報を受信し分析して認知する場所になる。

左第二指の指先の方は大脳辺縁系で本能形成、快・不快の原始感情、短期記憶などの場所となる。

右手握りこぶしの右手第一指（親指）は身体調整機能の場所。内側に曲げた右手第二指（人差し指）部分は生活リズム調整機能の場所。左手が被せられる右手背部が脳幹（間脳から延髄）となり、その下の右手首は生活リズム調整機能を司る場所になる。

この様に造形化して位置を認識すれば脳の働く部分のイメージはかなり印象づけられる。

脳のオーバーロード

脳を酷使するブレイン・ワーカー（頭脳労働者）の大脳作業においては、専ら左脳が使用されていることが多い。

この結果、大脳の左右機能の連携機能調節が不調となり、情報の受信、判断、処理、発信などの働きに過重な負荷がかかりオーバーロードとなる。

これはあくまで想定ではあるが、右脳の荷重率が上がり疲労する結果、そのパワーがダウンすると直観的なひらめきなどの働きが減退することになるであろう。それは職業上の成果にも影響してくるのではないか。

その結果は作業者にとって二次的なストレッサーとなって作用する。それはまた次の機能に影響し、ドミノ式に次々と連続的に圧倒してゆくわけであろう。

一般的に、近年のストレス関連疾患はこのような要因によって発症することが多いようである。

過重労働

日本に於いては、平成十年度頃から過重労働による精神的ストレスが要因となって、脳血管疾患、虚血性疾患、うつ病、自殺者などが増えてきた。

大正時代にこの過重労働による健康障害があったのかどうかはよく解らない。しかし、前記した原口の『心的作業及疲労の研究』もあるように、心理的な疲労による身体機能の影響が研究されていたことは事実である。

大正の当時は精神の疲労（**Mental fatigue**）という言葉があり、神経衰弱という病名も使われている。

神経衰弱について築田氏の『赤本』では、

神経衰弱は遺伝体質もあるが、大きな心配事か、学生の無理な勉強、劣情遂行の自瀆行為、長時日に亘る繁劇で荷に余る業務等による「精神の過労」から起こる。


と述べている。

また『赤本』の文章に於いて、過重労働による神経衰弱（ノイラステニー）の説明がある。この病名は戦前戦後にかけてよく使われ、神経症（ノイローゼ）という言葉と同じように精神疾患を表す一般用語でもあった。

しかし、今日では殆どこのような病名は診断書にも見られない。

現在社会問題になっている過重労働などで起こる心理的な要因による心身の機能障害は、前述のストレス障害の中に纏められている。

『赤本』では神経衰弱（ノイラステニー）という疾患を「精神の過労」によると解説している。

この文章からみると、神経衰弱（神経症）などでは現在に比べて積極的でやや強い精神指導法が行われていたようである。

軽症うつ病と神経衰弱などの区別は専門家でも明確にできない場合が多いと云われている。このような不明瞭な際には程度の問題はあるが「大正のストロングヘルス」が有効なことが多いような気がするがどうだろう。

現在、職場のメンタルヘルスケアにおいて重要視されているのは、「セルフケア」、「ラインによるケア」、「スタッフによるケア」、「外部資源によるケア」など四つのケアである。

これは一種のメンタルヘルスマネージメントである。しかし、どうも現在のメンタルヘルスマネージメントはあまり効果的に機能していない様な気がする。四つのケアの中では「セルフケア」が足りないように感じられるのである。

「こころの健康」を保つには他力本願だけではだめで、大正強健法を見習ってさらに心の鍛練による自立心・克己心の確立が必要であると思う。

【注】抑うつ状態を起こす疾患

大うつ病（うつ病）、気分変調症（慢性軽症うつ病）、適応障害（ストレス反応）、身体疾患・物質によるうつ状態、反復性短期うつ病性障害、小うつ病、月経前不快気分障害、双極性障害、他の精神障害（不安障害・統合失調症・発達障害）

メンタルヘルスマネージメント

ストレスの個人的要因は、職場の要因と相対的な関連性を持ち、同時に社会的なストレス要因に影響されていることが知られている。

このような職場のメンタルヘルスは何故うまくマネージメントできないのか。これが現在の大きな社会問題となっている課題である。

近年、このような状態を一歩でも改善するために、職場や家族のサポートによってストレス関連疾患に進展する過程をなんとかブロックしようとする試みがなされている。

国のメンタルヘルス対策もその一つで、次のような方法が実施される。

これは先ず実態の把握が必要であるとして、労働者および職場環境が現在どのような心理的負荷状態にあるのかを、事業場の労働者と職場環境のそれぞれについてストレスチェックを行ってサーベイランスするということである。

このために昭和二十六年六月、国は労働安全衛生法の一部を改正した。(平成二十七年十二月施行)

この法律は、労働者に一般定期健康診断の実施と同じように省令で定める「ストレスチェック」を実施すること、それを一定規模の事業場に義務付けることなどを定めたものである。

ストレスチェック

その方法は、先ず職業性ストレス簡易調査票を用いて全労働者のストレスチェックを行いその得点により作成されたストレスプロフィールによって、ストレス要因、心身の反応、影響因子などを判定する。また読み取った点数から総合的に労働者自身がどの程度の心理的な負担を抱えているのかを評価する。

次に労働者が働いている職場の職業性ストレスの判定においては、仕事の量的負荷、上司の支援、同僚の支援などの得点を集団的手法（仕事のストレス判定図）を用いて分析評価するものである。

この結果、労働者自身のストレスの程度を自分で把握し認識してもらうことによって、個人のメンタルヘルス・セルフケア（自身の発意によるケア）への自覚を促すことを期待するわけである。

また、そのチェック結果全体を集積分析し、各職場における職業性ストレスの有無を推定する事である。

職場の結果は関係するそれぞれの事業場にフィードバックされることになっている。

労働者のチェック結果は個々人に直接通知されることにより守秘義務を保つことになっている。事業場には通知されない。

そして心理的負担の荷重度によっては個人の申し出でにより医師（産業医）との面談を行うことができる。また、関連する職場環境の改善につなげることも可能となる。

ストレスチェックの問題点

これは確かに一歩前進ではあるが問題点もある。

例えば、チェック結果においてメンタルに問題が在ったという結果を受けとった披検労働者が、次に推奨されている会社への医師面談申し出を行う場合である。

法的には労働者の申し出でについて守秘義務が付されていて、無関係な社員に知られないよう事が進められることにはなっているが、小規模の事業場などでは、これを上司、同僚などに隠したままでその段取りを取り、医師との面談を受けることはほぼ不可能であろう。

事業場の人事権のない実施事務従事者がこの事務に携わることとなっているが、事業規模の大きな組織の充実したところは別として通常の場合には総務、人事などの従事者が関与せざるを得ない場合が多いと思う。

また、法的には事業場が労働者のチェック結果をもって不利益な扱いをしないように定めてはいるが、労働者はそうした不安を払しょくできないのではないか。

しかし、若しチェック結果の問題点をそのままにしていれば、このチェック結果通知そのものが被験者にストレッサーとして圧して来るかもしれないのである

九　こころの健康

ここでまず基本的な概念である「こころの健康」について考えて見たい。

昔の人は、禽獣の臓腑を見てコル又はココルと云った。転じて人間の通称となり、更に進んで精神という意味になった。（広辞苑）

古来「こころ」という語は万葉集、源氏物語、栄華物語、新古今和歌集などの古文や和歌に使われている。日本語としてのこころの表現は、知識、感情、意志、気持ち、心持、重い、情け、感性、望み、情緒、志、趣向、工夫、趣、風情、意味、根拠、内容、主題、発想などの意味に広く用いられてきている。

「こころ」の存在は胸（心臓）にあるものと思っていた。確かにこころを痛める、こころが騒ぐ、こころが弾むなどの感情が実際に心臓部の痛みや鼓動の促進として自覚することができる。現代ではそれが脳の刺激によって反射的に起こるものであることは良く知られている。従って「こころ」は脳にあるということになり、メンタルヘルスはすなわちブレインヘルス（brain health）であるとも云える。

健康の概念

そこで健康の概念についての近年の考え方を振り返ってみる。

ＷＨＯは一九四五年に憲章の中で、健康の定義を「健康とは肉体的（physical）、精神的（mental）および社会的（social）に完全に良好な状態にあることであり、たんに疾病または虚弱でないということではない」と規定した。

しかし、それから半世紀以上を経過した今日、その文章の持つ意味づけをより生活の質や人間の尊厳の確保におく考えの基に、憲章の文言を見直しする動きがでている。それは、この定義の文章に加えてダイナミック（dynamic）とスピリチュアル（spiritual）という概念を挿入するというものであるが、未だ全体的な合意を得られてはいない。憲章の文章は、現在の健康状態を断面的にとらえている印象があり、時間的な連続性とメンタルの基準に曖昧なところがあった。

人間の内に在る知的な「こころ」全体を意味しているメンタルに加えて、新たにスピリチュアル（崇高なる理念・高次の精神力・魂）という語を付加してその目指す高次の目標を示すこと、また、ダイナミック（連続する活動力・尽きせぬ原動力）の語を加えて動的な展開を与えることが検討されているのである。

しかし、スピリチュアルという語には霊的な要素があり、宗教的な魂の存在を強制的に肯定するものと受け止められ、賛否両論が生じる所以となっている。

このダイナミック、スピリチュアルの概念を従来の健康概念に取り入れると、以前とどのように変わるのかを誰にでも判りやすく示すことができればよいのであるが。

例えば健康概念を独楽の動きに例えてみる。理想的な「健康独楽」は胴体が肉体的、精神的、社会的な資源の組み合わせで構成されている。

この「健康独楽」は中心の心棒を強く捻ることで安定的な回転が与えられる。心棒は建物の建築で言えば大黒柱であり心柱である。

独楽の心棒の素材はスピリチュアルであり、独楽の与えられた回転がダイナミックであると考えると、健康状態を常に安定させるためには肉体的、精神的、社会的にバランスのとれた胴体に、動力源の心棒をダイナミックに回転させなければならない。そうしないと独楽は安定的に回らない。

つまりその心棒には常に自律的な回転力が必要である。その自律回転力を生み出すのは他人ではなく己《おのれ》自身である。その力の生産を助けるのが精神原子炉のようなスピリチュアル（魂）であろう。

こころの健康障害

こころの健康が障害されているかどうかを見極めるのは難しい。なぜならばこころの正常と異常の区別が明確にできないからである。

普通の場合には、正常とは全体統計で平均値に近い範疇に入る場合をいう。また、異常とは平均値から遠く外れる群に入る場合を云う。

こころの問題ではある人の奇異な振る舞いや奇抜な行動が異常であるとしても、直ちにそれが病的なものとは断定できないし、全体に馴染んでいる様子の人にも病的な気分障害を有する場合がある。こころの状態を統計処理する場合に何を統計基準として平均値をとるのかが大変問題となる。

ドイツのシュナイダーは次の十の人格的類型を挙げ、その特徴を多く持つか少なく持つかによって異常の度合いを推し量ることを試みた。それは①感情高揚者　②抑うつ者　③自信欠乏者　④熱狂者　⑤顕示欲者　⑥気分変動者　⑦爆発者　⑧情性欠如者　⑨意志欠如者　⑩無力者などである。

この十種の特徴は単独でもあり複数共有でもある。その特徴の繋がり方によってあらゆる社会生活に適応不適用の状態が起こる。

これらの特徴を有する状態の人を客観的に測定する十分な方法が確立されていないので評価は容易ではない。また、健康問題が発生する過程には個人差が大きく、それを把握することが難しい。本人の周囲の人にも健康問題はなかなか捉えにくいので理解されにくい。

さらに問題があるのは、こころの健康に対処する専門家や機関が地域に少なく、気安く相談する相手が身近にいないことである。

身体的な疾病発症原因の研究は、ミクロレベルあるいは遺伝子レベルでの解明がなされ、診断治療の分野も進歩発展してきている。しかし、精神、感情、行動等のこころが関与する病態については未だそのメカニズムを定型的に明らかにすることが難しい状態である。

従って、メンタルの障害については、個々人の身体的バックグランドの相違、病的な反応形態および生活環境要因などが複雑に絡み合い、自覚的にも他覚的にも病態を理解することがはなはだ困難な性質がある。

近年、都市労働者を中心に労働形態はフィジカルからメンタルに移行し、いわゆるブレインワーカー（精神労働者）の時代となっている。疲労の形態も肉体疲労から精神疲労へと変質し、精神的な圧迫感、重圧感、緊張感（ストレス）が増加しこころの健康障害についてもその特徴が著しく現れてきている。

そこで、まず自分自身が現在どのような状態にあるのかについてよく見極める必要がある。過疲労になるとどのような身体症状が発生するのかを知らなければならない。

睡眠障害、強い疲労感、頭重（頭痛・肩こり）、食欲減退、性欲減退、口渇、便秘、手足のしびれ、めまい、動悸などがあれば注意する必要がある。

しかしこれらの身体症候は必ずしもメンタル特有なものではなく、また過疲労の現れであるとしても一般的には精神科専門医に受診することは少ないであろう。従って、こころの健康障害ではプライマリーケア（初期の対応）が困難な場合が多い。

このような現実を認識するとして、それではこころの健康を保つためには一体どうしたらよいのであろうか。その答えは先に述べた「健康独楽」の心棒を常に回転させることである。つまり自分自身の中に眠っているスピリチュアルでダイナミックな潜在力を活性化し動力化することである。メンタルにはメンタルで対応することである。それは日常生活において遭遇するであろう過剰なストレス曝露に対しては、強固なメンタルで対応していかなければならないということである。具体的にはストレス耐性の強化である。

ストレス耐性は日常の鍛練によって強化される。

それには大正の物理療法、強健法、民間療法などストロングヘルスが大いに役立つものと確信している。

むすび

この『物療篇』においては、明治、大正期の物理療法および物理的な健康法などがどのように展開してきたのかについて記した。

このうち物理療法ではベルツ、真鍋が魁となった温泉療養とラジウム・エマナチオンに重点を絞って書いている。

その理由は、日本が火山国であり温泉が豊富でありすばらしい温泉保養地に恵まれていること、それにもかかわらず、あまり国民の健康のために効果的に利用されていないこと、世界でも有数なラジウム温泉国であることなどによるものである。

明治・大正の先人たちが遺している貴重な示唆にも拘らず、現在その多くの資源は真に健康的な活用がなされているとは言えない。昭和期後半には各処の温泉を利用した健康増進施設クアハウスができた。しかしいまそれらをみても残念ながらあまり活気が見られない。

このような状態を漫然と其のまま放置しておくことは、温泉医学を学ぶ者としてはむしろ怠慢の誹りを免れない。そんな気負いもあったのでこの問題には重点を置いた。

明治に招かれた温泉療養の大家であるエルウイン・フォン・ベルツの云ったことは、日本にはヨーロッパのカルルスバードをしのぎ毎日数千の個別浴を持つ温泉サナトリウムを造ることができる自然環境がいくつもあるということである。しかしベルツは日本人の欠点も鋭く観察していた。一つは共同性に乏しいこと、二つには短絡的思考である。

欧州の人々の歴史においては、百年二百年のスパンで物事を図るのは当たり前の話である。そしてベルツは大学を去るのにあたり、「果実を求めずその木を育てることを学べ」と言った。このベルツの熱い想いに答えるためには先ず過去における物理療法の経緯を知る事が大切であろうと思ったわけである。

そこで、ベルツの日記、真鍋嘉一郎教授やその後の東大物療内科教室の業績を調べることから始めた。（旧東大物内教室及び同窓会の竹内二士夫氏には文献検索に大変ご助力を戴いていることを記し感謝申し上げたい。）

その中で気付いたのはラドン放射能の人体影響については未だ明確な結論が出ていないことである。（最近の研究発表では有益な効果が期待されている）

この問題を調査する過程で、この山の大きいことが分かった。従ってこの第一章では概ね調査報告に終わっている段階である。

一般的に世間で知りたいことは、この温泉が効くとか、どの温泉が美容に良いとかの話であろう。それについては別の専門家が書いた書籍が巷に沢山ある。

ここでは物理的利用法以外の温泉水の効用についてはあえて触れていない。大島教授の講演にもあるように未だ各疾患に実証的な効能効果を科学的に書ける段階ではないからである。

しかし、第一章のベルツの言動においては常に予防医学の重要性を説いている。温泉の効用はむしろ生活習慣病の改善や健康増進に目を向けなければならないだろう。それは体と心の鍛錬にも連なることに疑いない。またベルツが草津の時間浴でみた忍耐強く熱湯に浸る強健法は驚異に値することであった。これはヨーロッパの医学会に報告をしている。ベルツは、熱湯療養法という高温泉の利用法だけでなく、それを一途に実行している日本人の精神に強い感動を覚えたものと考える。

正にストロングヘルス・ジャパンを実感したに違いない。

第二章では大正期の「強健法」（ストロングヘルス）を取りあげている。

これらの強健法の中には心身の鍛練法として現在の健康法の中に応用できる手法が多く残されているものと確信している。

また、第三章では「メンタルヘルス」を中心のテーマに置いた。現在の社会生活ではこの問題に否応なく関わりを持たされることは間違いない。避けて通れないハザードである。これをどのように乗り越えるか。

そこで第二章をみる。日本人の精神鍛錬法を活かすことはできないだろうか、と思う。

第四章では民間における「フィジカル　セラピー　オリエンタル」とでも云える内容を選んでいる。

築田多吉の『赤本』を中心にしてカイロ、鍼灸、指圧などの東洋的物理療法を紹介した。

これらは更に検討する余地が残されている。


続編にあたる『食養篇』は、本書の延長線上にある「食」に重心を置いた。

主に村井弦斎の『食道楽』、日本の食養書、築田多吉の『赤本』などを種本として、断食療法、喰い合せの意義、和漢薬の効用其の他を解析してゆく。

また、古文の中で「食禁」の解釈についての新しい発見もあり、現代食の宜禁忌に関連しているものもかなりあると考えている。

いずれにしても今後の研究に待たなければならないことではある。

『食養篇』は、本年六月に刊行予定である。

引き続き『食養篇』もご購読戴ければ誠に幸いである。

『物療篇』　終

参考文献

第一章

『養生訓』・正徳三年版・貝原篤信編録・財団法人斉藤報恩会・昭和八年十一月四日発行
『温泉須知』三頁、参考温泉文献（著者・西川義方）診断と治療社出版部・昭和十二年四月一日発行
『ベルツの日記』・『日記①』（訳者・濱邊正彦）・岩波書店・昭和十四年四月十日発行
『ベルツの日記』第一部〈上〉（訳者・菅沼竜太郎）『日記②』岩波書店・昭和二十六年九月五日発行
『ベルツの日記』第一部〈下〉（訳者・菅沼竜太郎）・『日記②』岩波書店・昭和二十七年一月十日発行
『ベルツの日記』第二部〈上〉（訳者・菅沼竜太郎）・『日記③』岩波書店・昭和二十八年八月二十五日発行
『ベルツの日記』第二部〈下〉（訳者・菅沼竜太郎）・『日記③』岩波書店・昭和三十年十月五日発行
『ベルツの日記』〈上〉（訳者・菅沼竜太郎）・『日記④』岩波書店・昭和五十四年二月十六日発行
『ベルツの日記』〈下〉（訳者・菅沼竜太郎）・『日記④』岩波書店・昭和五十四年三月十六日発行
『お雇い外国人』（著者・石橋長英・小川鼎三）・鹿島研究出版会・昭和四十四年九月二十日発行
『ベルツと草津温泉』七十四頁、（著者・市川善三郎）草津ベルツ協会・昭和五十五年一月十七日発行
『療養本位温泉案内』（著者・松川二郎）白揚社・大正十三年六月二十五日発行
『温泉案内』（鉄道省）博文館・昭和六年三月三十一日発行

『ベルツ日本再訪』草津・ビューティヒハイム遺稿／日記篇（監修者・若林操子、訳者・池上弘子、発行者・古館昇）東海大学出版会・二〇〇〇年九月二十日発行
『日本温泉大鑑』（日本温泉協会代表者・松川慎二）博文館・昭和十六年三月二十八日発行
『全国温泉案内』（古林利男編集）日本交通公社出版事業部・昭和六十三年一月一日発行
『Chlamydia trachomatis に対する二、三の温泉水の影響』（熊木敏郎・植田理彦・萩原敏且）・日温気物医誌第五〇巻四号・一九八七年八月
『緑膿菌（Pseudomonas aeruginosa）に対する二、三の温泉水の影響』（熊木敏郎・植田理彦・萩原敏且）・日温気物医誌第五一巻第三号・一九八八年五月
『新温泉医学』（編集・谷崎勝朗他）日本温泉気候物理医学会・平成十六年五月二十日発行
『日本鉱泉論』（エルウィン・ベルツ著）中央衛生会訳・明治十三年発行
『ベルツ日本再訪』（エルウィン・ベルツ著）草津・ビーティハイム遺稿・日記編・若林操子監修　池上弘子訳・東海大学出版会・平成十二年九月二十日発行
『真鍋嘉一郎』（編集人）真鍋先生伝記編纂会・（発行所）日本温泉気候学会・（発行人）三沢敬義・（発売元）株式会社南山堂小売部・昭和二十五年十二月三十一日発行
『東京大学医学部内科物理療法学教室五十年史』（編集）物療内科同窓会・昭和四十一年二月一日発行
『坊ちゃん』夏目漱石・株式会社新潮社・平成十九年六月五日発行（百三十三刷）
「ラジオアクチビテートとその医療上応用および二・三のプレパラートについて」・東京医学会雑誌・第二十四巻第六号・明治四十二年
「Ueber den Mechanismus der Lezithinausflockung durch Rinderserum, Wiener Klinische Wochenshrift, Nr, 1908」

「Kaichiro Manabe and Denichiro Ishitani. Radioactivity of hot springs in Yugawara Izusan and Atami. Tokyo Sugaku Buturigakkwai 2nd Ser. Vol.V .No.5 1910」
「Kaichiro Manabe and Denichi ro Ishitani. qUeber Radiumemation einer Geiserheilquelle in Japan. Zentralbl. f. Roentgenstrahlen, Radium u. Verwandte Gebiete 2.Jahrg.2.3. Radioactivity of the mineral springs of Arima and neighbouring district. Tokyo Sugaku-Buturigakkwal 2nd Ser. Vol.6 No.15. 1911」
「D. IwatanI and K.Manabe, Radioactivity of the hotsprings of Iizaka, Iwashiro. Tokyo Sugaku-Buturlgakkwal 2nd Ser. Vol.4 No.2,1912」
「Kaichiro Mamabe. Radioactivity of the hot springs of Kinosaki, Tazima.Tokyo Sugaku-Buturigakkwai 2nd Ser. Vol.4 No.2 1912」
フリー百科事典『ウィキペディア（Wikipedia）』
『日本温泉大鑑』（編集者）松川慎二・（発行所）株式会社博文館・昭和十六年三月二十八日発行
「放射線の人体への影響」（濱崎幹也）『産業保健２１・第七一号』（発行所）独立行政法人労働者健康福祉機構・二〇一三年一月一日
フリー百科事典『ウィキペディア（Wikipedia）放射線・被曝』
『放射線および環境化学物質による発がん』（発行所）医療科学社・二〇〇五年
『内科診療の実際』（著者・西川義方）発行所・株式会社南山堂・昭和四十年一月十五日発行・改訂六十五版・大正十一年八月二十五日初版発行
『温泉と健康』（著者・西川義方）発行所・株式会社南山堂・昭和七年七月十五日発行
Kimiko HORIUCHI (Isotpe Center, The Jikei University School of Medicine)『39th WORLD CONGRESS of ISMH』

ABSTRACTS p.108 Section 5,[Efficacy of radon] 05-3　・ Kyoto International Conference Center May 11-14,2014
Fumihiro MITUNOBU (Misasa Medical Center, Okayama University Hospital)『39th WORLD CONGRESS of ISMH』
ABSTRACTS P.107 Section 5,[Efficacy of radon] 05-2　・Kyoto International Conference Center May 11-14,2014

第二章

『食物和解大成』馬場幽閑・浪華書林・元禄十一戊寅年五月吉日発行
『健康法と癒しの社会史』田中　聡・株式会社青弓社・平成十八年九月四日発行
『心身強健之秘訣息心調和之修養法中伝』藤田霊斎・三友堂書店・明治四十一年発行
『現代強健法の真髄』大津復活・大同館　書店・大正七年発行
『廿大強健法』加藤美倫・誠文堂・大正七年発行
『健康法事典』伊藤尚賢・秀英社・大正八年発行
『岡田式静坐法』実業之日本社・明治四十五年発行
『岡田虎二郎―其の思想と時代』小松幸蔵・創元社・平成十二年発行
『心身修養岡田式静坐法』実業之日本社・明治四十五年発行
『簡易嶄新実用的強健法』実業之日本社・大正四年発行
『自彊術』中井房五郎・自彊術本部・大正五年発行
『推拿療法』趙正山（間中喜雄訳）医道の日本社・昭和四十六年発行
『江間式心身鍛錬法』網野霊峰筆記・網野廉次郎・大正七年発行

『中村春二の教育思想と凝念法』小室弘毅・東京大學大学院教育研究科教育学研究室研究紀要第三十一号・平成十七年発行
『成蹊学園六十年史』成蹊学園・昭和四十八年発行
『成蹊学園広報』成蹊学園総務部広報課・平成十九年発行
『川合式強健術』肥田春充・尚文堂・大正十四年発行
『推拿療法』趙正山（間中喜雄訳）・医道の日本社・昭和四十六年発行
『健康法と癒しの社会史』田中　総・青社・平成十八年発行
『西式強健術と触手療法』西　勝造・たにぐち書店・平成二十三年発行
『西式断食療法』西　勝造・実業之日本社・昭和八年発行
『家庭に於ける実際的看護の秘訣』築田多吉・南江堂書店・大正十四年発行
『風俗画報』第六十二号・東陽堂・明治二十六年発行
『各種実験研究心身健康法自在』日本体育研究会・岡村書店・大正七年発行
『平野重誠の呼吸法に関する一考察』・山崎律子・福岡県立大学看護学研究記要・平成二十三年

第三章

『白隠禅師　夜船閑話』伊豆山格堂・株式会社春秋社・一九八三年発行
『養生訓』貝原篤信（編録）・正徳三年版・財団法人斉藤報恩会発行
『白隠禅師　夜船閑話』高山　峻・有限会社大法輪閣・一九四三年発行

「宋明期儒学における静坐の役割及び三教合一思想の興起について」学習院大学　馬淵昌也『言語・文化・社会』第十号「明代後期儒学の道教摂取の一様相―王畿の思想における道教内丹実践論の位置づけをめぐって―」『道教文化への展望』道教文化研究会編・平河出版社・一九九四発行
『意識と本質』井筒俊彦・岩波書店・一九九一・平成三年発行
『静坐と共生―岡田式静坐法の近代性を中心に―』野村英登・共生思想研究年報・二〇〇八・平成二十年発行
『解説　民間精神療法の時代』『日本人の身・心・霊―近代民間精神療法叢書―』吉永進一・第八巻・クレス出版・二〇〇四年発行

第四章

『家庭に於ける実際的看護の秘訣・大増補改訂第二百五版』著者・築田多吉、発行所・南江堂書店、昭和四年十二月十日発行
『日本の民間医療』著者・今村充夫、発行所・株式会社弘文堂、昭和五十八年三月三十日発行
『「赤本」の世界（民間療法のバイブル）』著者・山崎光夫、発行所・㈱文藝春秋、平成十三年十月二十日発行
『最新カイロプラクティック・診断と治療』著者・J・G・アンダーソン〈訳者・須藤清次・松本徳太郎〉、発行所・株式会社　科学新聞社、昭和五十年七月二十日発行
『指圧発展の歴史と臨床効果の検証』著者・浪越雄二、発行所・学校法人浪越学園　日本指圧専門学校、二〇一三年一一月三日発行

著者紹介

熊木敏郎（くまき　としろう）

＜著者略歴＞
熊木労働衛生コンサルタント事務所所長。
埼玉県出身。県立熊谷高校、日本医科大学卒業。東京大学医学部物療内科教室入局。
日本医科大学栄養学（第二生化学）教室・衛生学公衆衛生学教室非常勤講師、
目黒東口クリニック院長（目黒医師会所属）、社会保険葛飾健診センター所長（葛飾区医師会所属）を歴任。
現職、東武練馬中央病院名誉院長（板橋区医師会所属）、慈誠会記念病院名誉院長（板橋区医師会所属）、医学博士、日本医科大学客員教授、温泉療法医、温泉療法専門医、労働衛生コンサルタント（日本労働安全衛生コンサルタント会顧問）。

＜主要著書＞
『理容美容の作業と健康』労働科学研究所出版部
『突然死はなぜ起こる（第4版）』日本プランニングセンター

2015年4月24日　初版発行　《検印省略》

◇生活文化史選書◇

今《いま》に活《い》きる 大正健康法《たいしょうけんこうほう》 物療篇《ぶつりょうへん》

著　者　熊木敏郎
発行者　宮田哲男
発行所　株式会社 雄山閣
〒102-0071　東京都千代田区富士見2-6-9
TEL　03-3262-3231 / FAX　03-3262-6938
URL　http://www.yuzankaku.co.jp
e-mail　info@yuzankaku.co.jp
振　替：00130-5-1685
印刷／製本　株式会社ティーケー出版印刷

ISBN978-4-639-02355-5 C0047
N.D.C.652　215p　21cm

生活文化史選書　好評既刊　　雄山閣

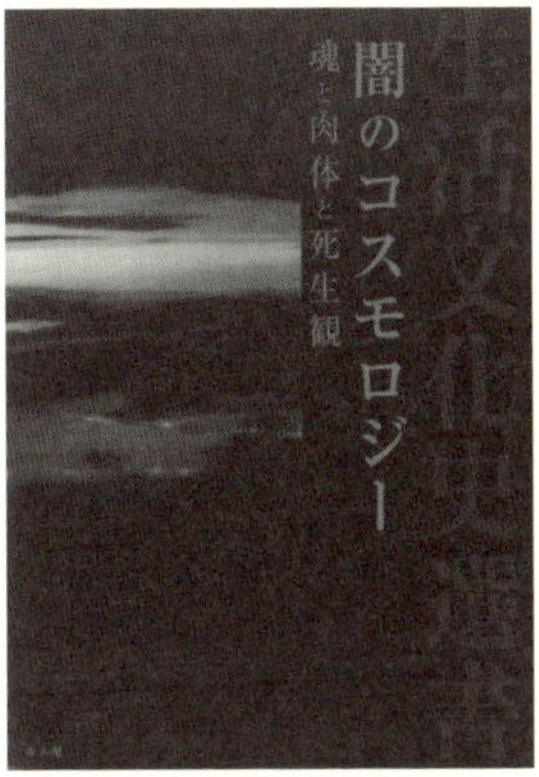

闇のコスモロジー

魂と肉体と死生観

狩野敏次 著

定価：(本体 2,600+ 税)

202 頁／ A5 判　ISBN：978-4-639-02173-5

私たちの傍らに存在する闇は、別の世界へと通じている。
古代の人々はそう信じ、神々や異界の存在と交流するために
闇と親しんだのである。
――闇と人、魂と肉体の関係から現代に通じる死生観に迫る。

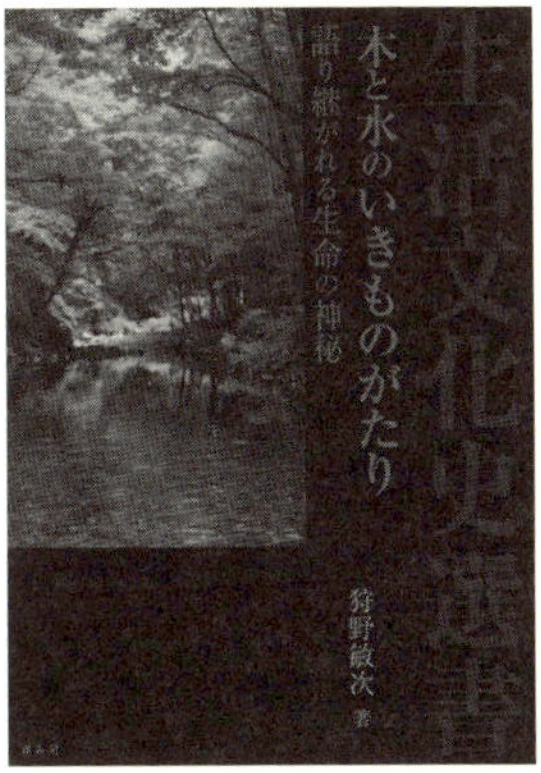

木と水のいきものがたり

語り継がれる生命の神秘

狩野敏次 著

定価：(本体 2,800+ 税)

208 頁／ A5 判　ISBN：978-4-639-02306-7

赤子の“魂”は他界から、木と水を媒介して、この世にやってくる。
古今東西の神話や説話を紐解き、「赤ちゃん誕生」にみる人の
普遍的な他界観を考察する。

生活文化史選書　好評既刊　　雄山閣

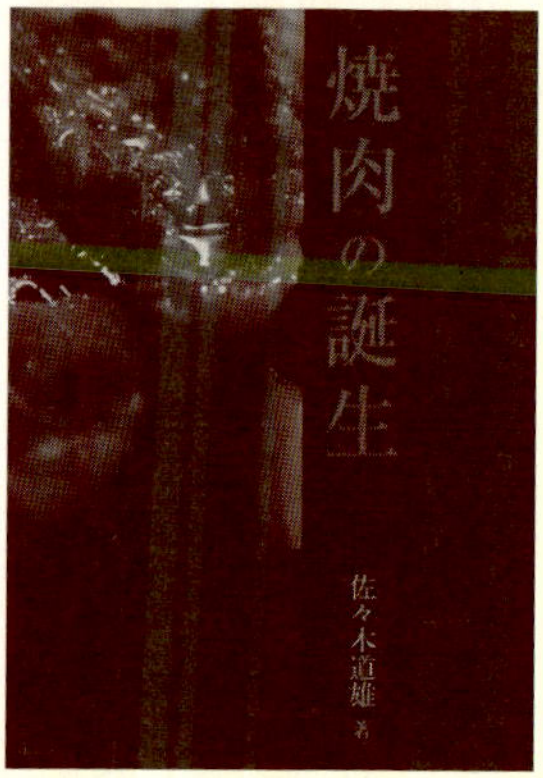

焼肉の誕生

佐々木道雄 著

定価：（本体 2,400+ 税）

180 頁／ A5 判　ISBN：978-4-639-02175-9

肉食が近代まで普及しなかった、というのは大きな誤りだった！

日本と韓国、それぞれの食文化史を比較しながら、当時の文献を丹念に辿ることで「焼肉の誕生」を明らかにする。

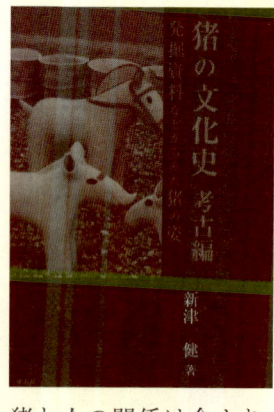

猪の文化史　考古編

発掘資料などからみた猪の姿

新津　健 著

定価：（本体 2,400+ 税）

186 頁／ A5 判　ISBN：978-4-639-02182-7

猪と人の関係は今よりもはるか昔、縄文時代から始まっていた。
東日本を中心に発掘された猪形の飾りを付けた土器や土製品。
当時の人々は何を思い、何を願って猪を形作ったのか。

生活文化史選書　好評既刊　　雄山閣

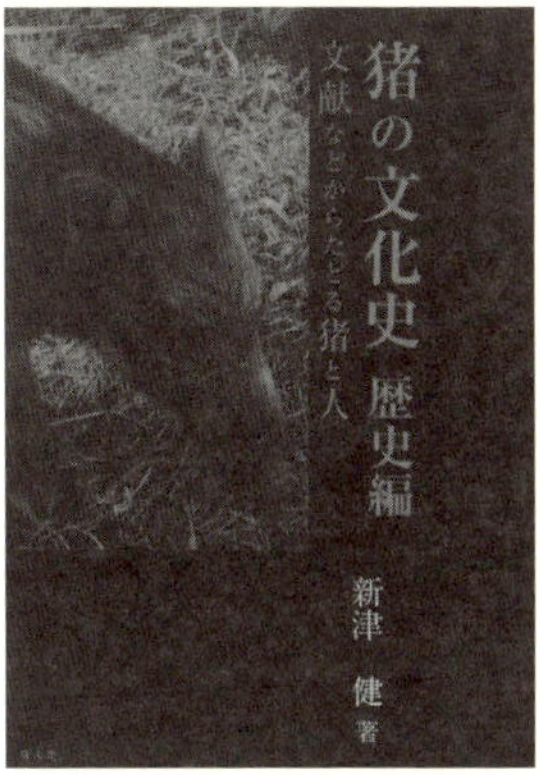

猪の文化史 歴史編

文献などからたどる猪と人

新津　健 著

定価：(本体 2,400+ 税)

189 頁／ A5 判　ISBN：978-4-639-02186-5

かつて猪などによる被害は飢饉を起こすほどに深刻であった！

近世の人々が農作物を守るためにとった猪害対策を文献などからたどり、近世から現代に続く猪と人との関係を考える。

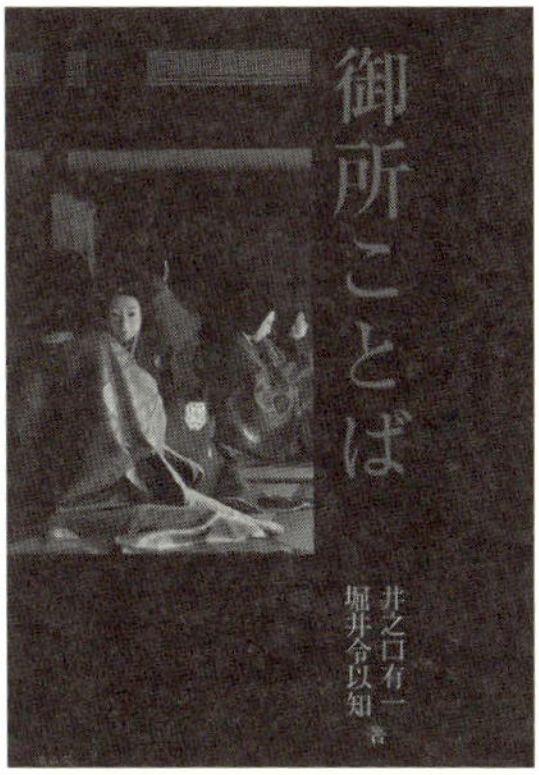

御所ことば

井之口有一・堀井令以知 著

定価：(本体 2,800+ 税)

250 頁／ A5 判　ISBN：978-4-639-02199-5

宮中で生活する女性たちにより使用された特殊な言語「御所ことば」。その歴史から語彙まで精緻な研究を重ね、現代まで残る上流階級の生活や文化などを分かりやすく解説した名著の復刊！

生活文化史選書　好評既刊　　雄山閣

香の文化史

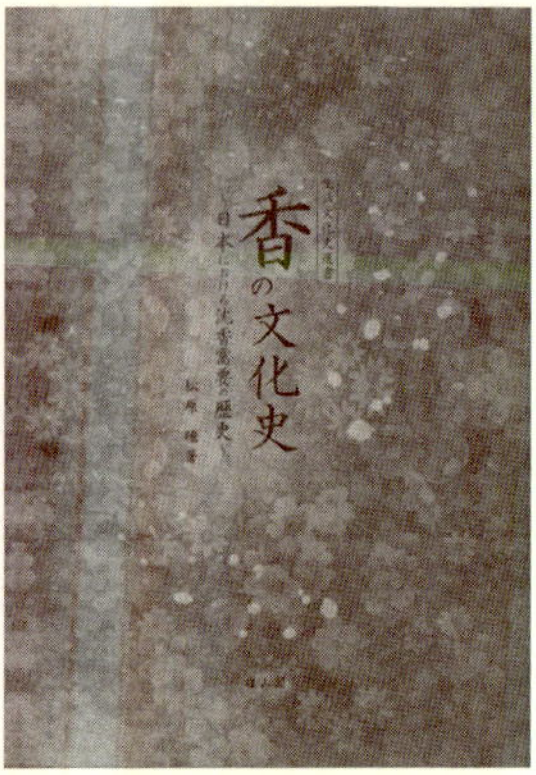

日本における沈香需要の歴史

松原　睦 著

定価：（本体 2,800+ 税）

239 頁／ A5 判　ISBN：978-4-639-02212-1

誰もが愛した沈香。

古くから時の権力者に求められてきた沈香。

現代もなお、類稀なる香として人々を魅了しつづける沈香の歴史を分かりやすく紹介する。

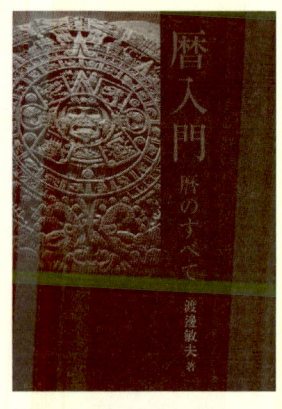

暦入門

暦のすべて

渡邊敏夫 著

定価：（本体 2,400+ 税）

198 頁／ A5 判　ISBN：978-4-639-02240-4

暦によって下される日や方位の吉凶は百害あって一利なし？

われわれの生活に今なお欠かせないものである暦。その仕組みと一般的知識を分かりやすく解説した名著の復刊！

生活文化史選書　好評既刊　　雄山閣

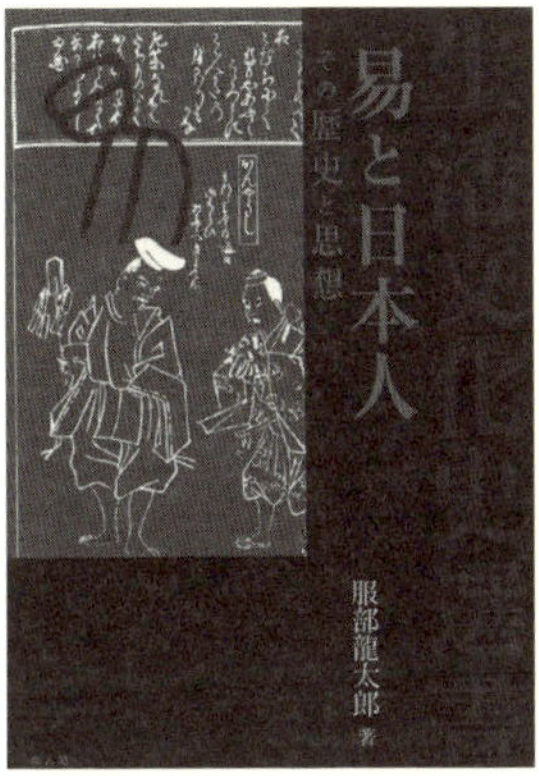

易と日本人

その歴史と思想

服部龍太郎 著

定価：(本体 2,600+ 税)

175 頁／ A5 判　ISBN：978-4-639-02243-5

易は今も日本人の生活に、目に見えてあるいは見えない形で様々な影響を及ぼしている。

占いとしてだけでなくその根本の思想に着目し、易の誕生から現代までの変遷を『易経』を中心に解説をした名著の復刊！

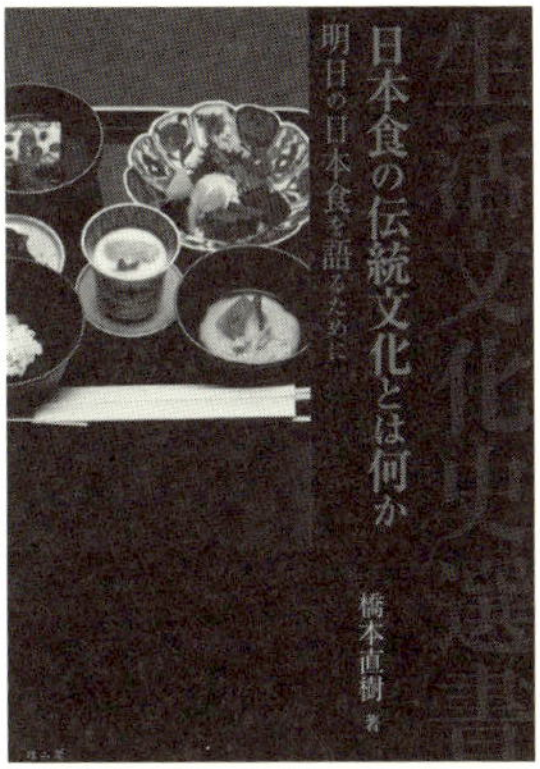

日本食の伝統文化とは何か

明日の日本食を語るために

橋本直樹 著

定価：(本体 2,600+ 税)

177 頁／ A5 判　ISBN：978-4-639-02292-3

長い時間をかけて様々な国の文化を吸収し独自の伝統文化へ昇華した日本食。しかし戦後、食文化が国際化したために、伝統的な日本食と在来の食事光景は揺らいでいる。歴史を辿ることで日本食を捉え直し、かつ今後の食の在り方に論及する。

生活文化史選書　好評既刊　　雄山閣

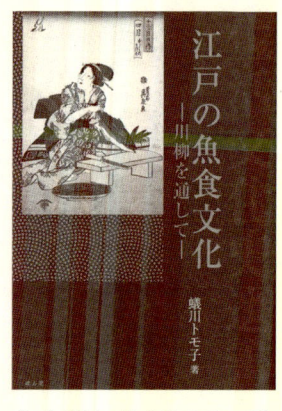

江戸の魚食文化

川柳を通して

蟻川トモ子 著

定価（本体 2,800+ 税）

248 頁／ A5 判　ISBN978-4-639-02270-1

魚介類こそが江戸っ子の重要な栄養源であり、今日まで続く多様な食文化を支えた食材であった。

江戸の庶民は何をどのようにして食べていたのか。多くの古川柳を読み解き、江戸の魚と食生活を探求した画期的な書。

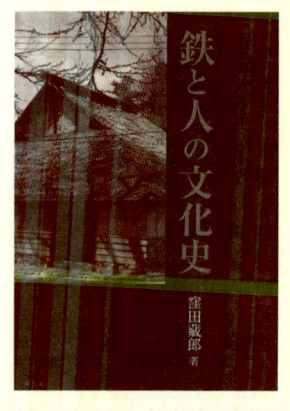

鉄と人の文化史

窪田藏郎 著

定価（本体 2,600+ 税）

212 頁／ A5 判　ISBN978-4-639-02239-8

鉄の利用は文明を飛躍的に推し進め、冶金技術が進歩する度に歴史に大きな影響を与えてきた。

古代から第二次世界大戦までの日本を中心に、鉄と人の関わりという大きなテーマを軸に据えて縦横に語った珠玉の一冊！

愛でる一輪の、ひたむきに、人へ寄り添う姿。

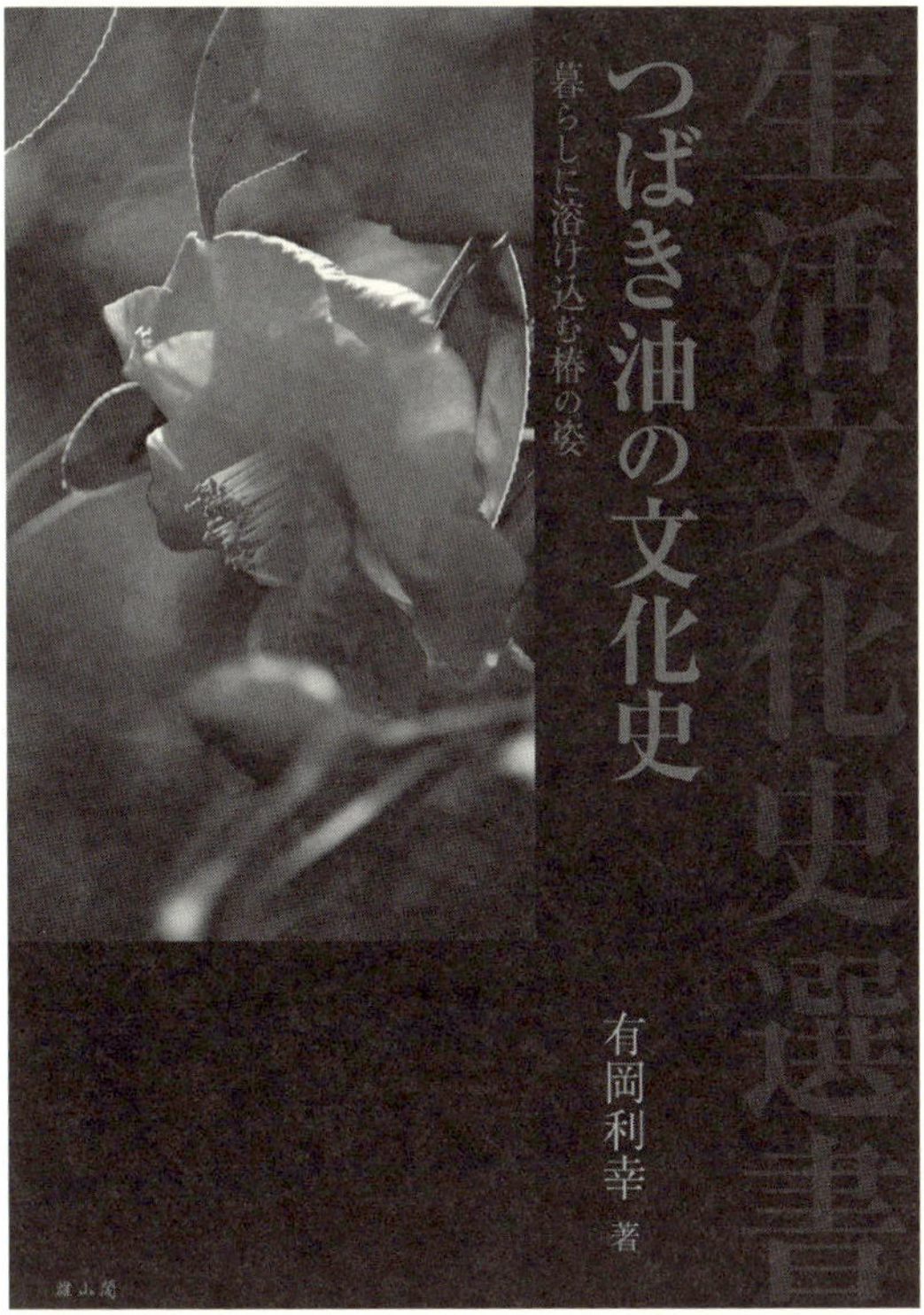

油、木材、木炭、そして灰にいたるまで。
椿は、花を愛でる園芸植物である同時に、
人々の生活を支えてきた“生活樹木”でもあった。

つばき油の文化史
暮らしに溶け込む椿の姿

有岡利幸著

定価（本体 2,800+ 税）

272 頁／ A5 判　ISBN978-4-639-02340-1

生活文化史選書 続々刊行！　雄山閣

2015年5月刊行予定！

日本人とオオカミからみる自然環境の将来。

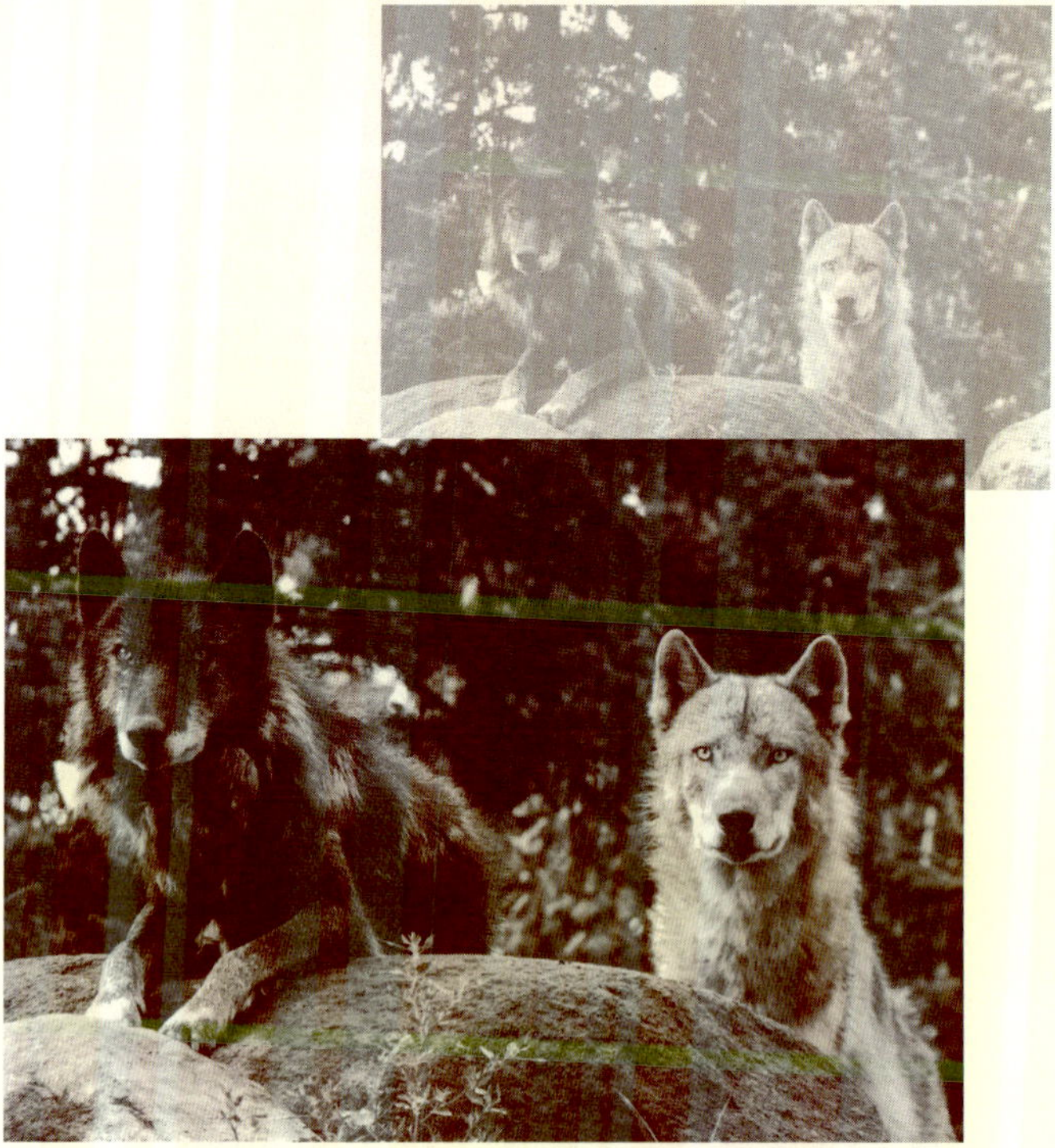

絶滅危惧種は600種を越える。
一方で「生物多様性保全」といった言葉が市民に浸透する現代。
この逆説的な状況の中で、環境問題を考える際に、
極めて重要な手がかりを示唆する。

日本人とオオカミ

世界でも特異なその関係と歴史

栗栖 健著

定価（本体2,800+税）

A5判　ISBN978-4-639-02359-3